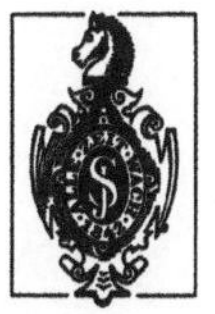

Arbeitsgruppe Konsensus des Projektes
„Manuelle Medizin" der Bertelsmann Stiftung

GRUNDBEGRIFFE DER
MANUELLEN MEDIZIN

Terminologie · Diagnostik · Therapie

Herausgeber
H. Baumgartner · H.-P. Bischoff · J. Dvořák · H. Frisch
E. Frölich · T. Graf-Baumann · A. R. Möhrle · M. Psczolla
J. Roex · J. Sachse · K. Schildt-Rudloff

Redaktion
H. Baumgartner · J. Dvořák · T. Graf-Baumann · B. Terrier

Mit 107 Abbildungen

Springer-Verlag
Berlin Heidelberg New York London Paris
Tokyo Hong Kong Barcelona Budapest

Dr. med. Hubert Baumgartner
Privatdozent Dr. med. Jiri Dvořák
Klinik Wilhelm Schulthess
Neumünsterallee 3
CH-8008 Zürich

Prof. Dr. med. Toni Graf-Baumann
Deutsche Gesellschaft
für Manuelle Medizin
Ärzteseminar FAC
Fortbildungszentrum Boppard
Obere Rheingasse 3
D-W-5407 Boppard

Dr. med. Bernard Terrier
Kurplatz 1
CH-5400 Baden

Layout:
J. Anntines · J. Reichert · B. Terrier

ISBN-13:978-3-540-55833-0 e-ISBN-13:978-3-642-77728-8
DOI: 10.1007/978-3-642-77728-8

Einbandgestaltung: Struve & Partner, Atelier für Gestaltung, Heidelberg

Satz: Reproduktionsfertige Vorlage vom Autor/Herausgeber

19/3130-5 4 3 2 1 0 – Gedruckt auf säurefreiem Papier

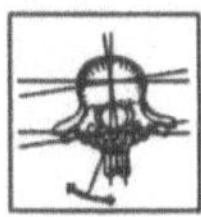

VORWORT

Warum ein Glossar zur manuellen Medizin?

Als das Projekt «Manuelle Medizin» der Bertelsmann-Stiftung ins Leben gerufen wurde, war die Zielsetzung als «Förderung von Forschung und Lehre in der manuellen Medizin und die Verbesserung der manuellen Diagnostik und Therapie in der Patientenversorgung» definiert worden. Der äußere und teilweise auch interne Eindruck, daß der manuellen Medizin in weiten Bereichen die wissenschaftlichen Grundlagen fehlen, dafür erhebliche Meinungsverschiedenheiten über die diagnostischen und therapeutischen Verfahren zwischen den Schulen der manuellen Medizin bestehen und schließlich die Qualität der Weiterbildung unzureichend ist, hatte sich zunehmend bestätigt.

Auf der anderen Seite nahmen die wissenschaftlichen Ansätze, die biomechanischen, neurophysiologischen und funktionell-anatomischen Grundlagen der manuellen Medizin zu untersuchen, stetig zu. Empirische Untersuchungen über diagnostische und therapeutische Techniken und deren Auswirkungen auf die Patienten wurden immer häufiger publiziert und schließlich war ein eindeutig wachsender Bedarf an manualmedizinischen Leistungen festzustellen.

Nicht zuletzt zeigte sich auch ein vorsichtiger Wandel im Bereich der Begutachtung von Erkrankungen und/oder Verletzungen am Bewegungsapparat, insbesondere an der Halswirbelsäule, was die Aussagen der manualmedizinischen Gutachter gegenüber denen der klassischen orthopädischen oder neurologischen Gutachter betrifft.

Stets aber blieb deutlich, daß eine uneinheitliche Terminologie und divergierende Auffassungen über verschiedene diagnostische und therapeutische Techniken zwischen den Schulen und ihren Repräsentanten einerseits und an-

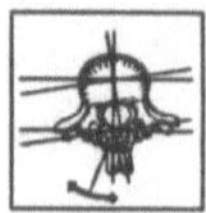

derseits noch stärker gegenüber den benachbarten Fachgebieten das Verstehen und die Akzeptanz der manuellen Medizin erschwerten.

Der Vorwurf der mangelnden Wissenschaftlichkeit, der fehlenden Transparenz und der Uneinheitlichkeit war die logische Konsequenz.

Zahlreiche Publikationen in zwischenzeitlich renommierten Verlagen, in Form von Lehrbüchern, Atlanten, Checklisten, Monographien und Zeitschriften in deutscher und englischer Sprache bestätigen das Gesamtbild.

So mußte zwangsläufig am Anfang der Arbeit des Projektes «Manuelle Medizin» der Bertelsmann-Stiftung der Versuch stehen, Konsens über eine einheitliche Terminologie und die von allen Schulen anerkannten manualdiagnostischen und -therapeutischen Verfahren zu finden.

Die Arbeitsgruppe Konsensus wurde gebildet, der je 2 Vertreter der beteiligten Schulen angehörten, um diese Aufgabe zu bewältigen. Die meisten der Beteiligten hatten selbst Lehrbücher oder Monographien zur manuellen Diagnostik und Therapie in verschiedenen Verlagen publiziert, alle waren Lehrer in ihren Schulen bzw. Fachgesellschaften.

In 5 drei- bis viertägigen Klausurtagungen wurden zum Teil in schwierigen und kontroversen Diskussionen die Grundlagen für dieses Glossar erarbeitet.

Es soll natürlich in keiner Weise die existierenden Lehrbücher ersetzen, sondern vielmehr Basis für die Einheitlichkeit der Darstellung der manuellen Medizin in der Zukunft sowie Grundlage wissenschaftlicher Fragestellungen und deren Lösung sein und nicht zuletzt die Beurteilungskriterien in der Begutachtung erleichtern.

Von den darin dargestellten Auffassungen in den einzelnen Lehrkonzepten der Schulen abweichende Bestandteile müssen nicht automatisch obsolet sein. Sie bedürfen vielmehr der genaueren Untersuchung und Bestätigung oder Verwerfung.

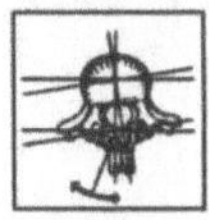

Demzufolge wird auch dieses Glossar im Laufe der weiteren Entwicklung der manuellen Medizin in Forschung, Lehre und Umsetzung Änderungen, Streichungen und Ergänzungen erfahren.

Freiburg, im Frühjahr 1992 AG Konsensus

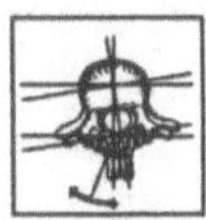

INHALTSVERZEICHNIS

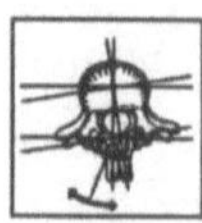

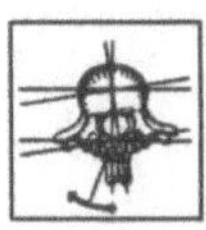

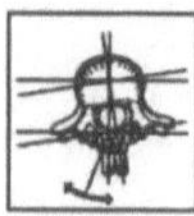

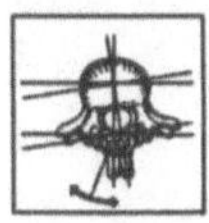

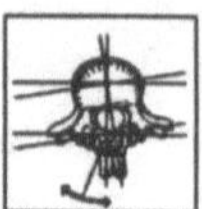

Adressenverzeichnis

Dr. med. H. Baumgartner
Klinik Wilhelm Schulthess
Neumünsterallee 3
CH-8008 Zürich

Dr. med. H.-P. Bischoff
Argentalklinik
D-W-7972 Isny- Neutrauchburg

Privatdozent Dr. med. J. Dvořák
Klinik Wilhelm Schulthess
Neumünsterallee 3
CH-8008 Zürich

Dr. med. H. Frisch
Am Bendmannsfeld 9
D-W-4130 Moers 2

Dr. med. E. Frölich
Rheintalklinik
Thürachstraße 10
D-W-7812 Bad Krozingen

Prof. Dr. med. T. Graf-Baumann
Deutsche Gesellschaft
für Manuelle Medizin
Ärzteseminar FAC
Fortbildungszentrum Boppard
Obere Rheingasse 3
D-W-5407 Boppard

Dr. med. A. R. Möhrle
Königsteiner Straße 68
D-W-6232 Bad Soden / TS 1

Dr. med. M. Psczolla
Krankenhaus St. Goar
D-W-5401 St. Goar

Dr. med J. Roex
Rheinpaadstraat 11
B-3600 Genk

MR Dr. med. J. Sachse
Markgrafenstraße 14
D-O-1147 Berlin

Dr. med. Karla Schildt-Rudloff
Hansastraße 60
D-O-1120 Berlin

Dr. med. B. Terrier
Kurplatz 1
CH-5400 Baden

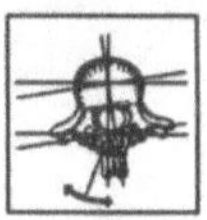

EINLEITUNG

In der vorliegenden Publikation sollen Grundbegriffe der manualmedizinischen Ausdrucksweise und als erster Schritt einige grundlegende manualmedizinische Untersuchungs- und Behandlungstechniken der Wirbelsäule beschrieben werden. Es ist selbstverständlich, daß dabei auch alle zur üblichen orthopädischen und rheumatologischen Untersuchung gehörenden Techniken angewandt werden, ebenso wie die technischen Hilfsuntersuchungen (Röntgendiagnostik, Labor etc.). Sie werden im Rahmen dieser Publikation nicht behandelt. Im besonderen Maße gilt dies auch für die Untersuchung der Muskulatur auf Verkürzung, Abschwächung oder für die Untersuchung fehlerhafter Bewegungsmuster.

Bei den im folgenden Text beschriebenen Untersuchungs- und Behandlungstechniken wird selbstverständlich auch auf Schmerzäußerungen des Patienten und Änderungen der Muskelspannung geachtet. Des weiteren sei darauf hingewiesen, daß es bei jeder mobilisierenden und manipulierenden Behandlung auch zu einer Detonisierung der Muskulatur kommt. Die Muskelentspannung kann auch mit anderen Mitteln erreicht werden, was wiederum die Mobilisation und Manipulation erleichtert.

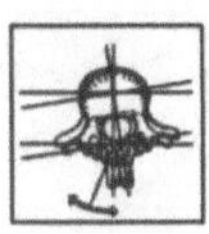

I. GRUNDBEGRIFFE

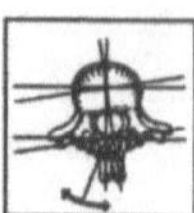

A. ALLGEMEINES

1. Manuelle Medizin als Behandlungsmethode

Die manuelle Medizin befaßt sich im Rahmen der üblichen diagnostischen und therapeutischen Verfahren mit reversiblen Funktionsstörungen am Haltungs- und Bewegungssystem. Sie benutzt dabei alle manuellen diagnostischen und therapeutischen Techniken an der Wirbelsäule und an den Extremitätengelenken, die zur Auffindung und Behandlung dieser Störungen dienen.

In der Bundesrepublik Deutschland ist der Begriff «Chirotherapie» Synonym der internationalen Bezeichnung «manuelle Medizin». Er ist als Zusatzbezeichnung in der Weiterbildungsordnung und in der Gebührenordnung für Ärzte verankert. In der Schweiz ist der Begriff manuelle Medizin in der Weiterbildungsordnung für orthopädische Chirurgie und physikalische Medizin verankert und in die Gebührenordnung voll integriert.

In Österreich ist die manuelle Medizin in die Gebührenordnung teilweise eingeführt.

2. Manuelle Medizin

Besteht aus:
manueller Diagnostik (Synonym: Chirodiagnostik) und manueller Therapie (Synonym: Chirotherapie).

3. Manuelle Diagnostik

Funktionsanalyse an den Strukturen des Bewegungssystems (Suche nach Ort und Art der Funktionsstörung).

4. Behandlungstechniken der manuellen Medizin

- Weichteiltechniken
- Mobilisation
- Manipulation
- neuromuskuläre Therapien (NMT): Behandlung der Muskulatur und/oder Mobilisation der Gelenke unter Ausnutzung der neurophysiologischen Mechanismen
- stabilisierende neuromuskuläre Therapie

5. Osteopathen (DO)

- Ärzte, die im Rahmen ihres Medizinstudiums obligat manuelle Medizin erlernt haben (als solche offiziell nur in den USA);
- nicht ärztlich ausgebildete Absolventen von Schulen für Osteopathie in Europa (z.B. in England, Frankreich).

6. Chiropraktik

Handgrifftechnik, welche von Nichtärzten mit unterschiedlicher Ausbildung ausgeübt wird. (In den USA, Australien und weiteren Ländern wird zum «Doktor der Chiropraktik» ausgebildet.)

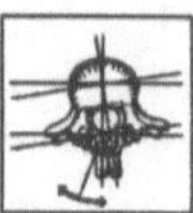

B. GELENKMECHANIK

1. Normmobilität

Normale physiologische Mobilität gemäß der Konstitution, des Geschlechts und des Alters.

2. Hypomobilität

Eingeschränkte Beweglichkeit durch strukturelle und/oder funktionelle Veränderungen an den Gelenken oder im Weichteilmantel.

3. Hypermobilität

Vermehrte Beweglichkeit durch angeborene, konstitutionelle, erworbene strukturelle oder funktionelle Abweichungen an den Gelenken oder im Weichteilmantel. Sie kann lokal, regional oder generalisiert sein.

4. Gelenkinstabilität

Pathologisch vermehrtes Gelenkspiel mit Insuffizienz des Bewegungsleitsystems.

5. Nullstellung

Ausgangsstellung für die Messung des Bewegungsausmaßes im Gelenk (nach der Neutralnullmethode).

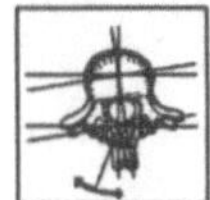

6. Ruhestellung

Mittelstellung in der physiologischen oder pathologisch veränderten (aktuelle Ruhestellung) Bewegungsbahn eines Gelenks mit größtmöglicher Entspannung des Weichteilmantels bei minimaler Rezeptorenaktivität und größtem Gelenkinhalt.

7. Gelenkspiel («joint-play»)

Passiv überprüfbares Verhalten des Gelenks im Sinne der Traktion, des translatorischen Verschiebens der Gelenkfläche und der Beurteilung der Endbeweglichkeit.

8. Translatorisches Gleiten

Das Parallelverschieben eines Gelenkpartners gegenüber dem anderen entlang einer der möglichen Achsen.

9. Konvergenz-Divergenz-Bewegung (im Wirbelbogengelenk)

Konvergenz: zunehmende Gelenkflächenüberdeckung durch Übereinandergleiten der Gelenkflächen.

Divergenz: Verminderung der Gelenkflächendeckung durch Auseinandergleiten der Gelenkflächen.

10. Gekoppelte Bewegungen («coupled pattern»)

In einzelnen Bewegungssegmenten der Wirbelsäule sind jeweils die axiale Rotation, die Lateralflexion und Flexion/Extension miteinander gekoppelt. Die gekoppelten Bewegungen sind bereichsspezifisch.

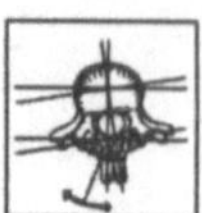

11. Kombinationsbewegungen

Dreidimensionale Bewegungen eines Bewegungssegments oder eines Wirbelsäulenabschnitts.

12. Bewegungsrichtung

Werden die Bewegungen zweier Wirbel in einem Bewegungssegment zueinander beschrieben, so wird immer die Bewegung des kranialen Wirbels in Relation zum kaudalen beschrieben.

Die Bewegung im Bewegungssegment wird auf die kraniale (Lateralflexion, Flexion/Extension) oder ventrale (Rotation) Fläche des Wirbels definiert.

13. Nutation - Gegennutation

Nutation:	Bewegung der Sakrumbasis nach ventral und kaudal;
Gegennutation:	Bewegung der Sakrumbasis nach dorsal und kranial.

14. Nickbewegung

Bewegung zwischen Okziput und Atlas im Sinne der Flexion (auch gebräuchlich für die Nutation des Sakrums).

15. Endgefühl

Strukturabhängiges Ende der passiven Bewegungen:

- weich-elastisch
  = Muskelstopp, Sehne
- fest-elastisch
  = Bänderstopp
- hart-elastisch
  = Knorpelstopp
- hart-unelastisch
  = Knochenstopp

16. Artikuläre Dysfunktion

Die artikuläre Dysfunktion ist eine Abweichung von der normalen Gelenkfunktion im Sinne der Hypo- oder Hypermobilität.

Gegenstand der manuellen Medizin ist die reversible segmentale oder peripher-artikuläre Dysfunktion.

- Blockierung:
  - Bisher gebräuchliche Bezeichnung für eine reversible hypomobile artikuläre Dysfunktion innerhalb des Bewegungsraumes mit eingeschränktem oder fehlendem Gelenkspiel («joint-play»).
  - Die Blockierung kann eine oder mehrere Bewegungsrichtungen betreffen (z. B. Konvergenz oder Divergenz im Bereich der Wirbelsäule).
- Sich überschneidende Bezeichnungen für die artikuläre Dysfunktion und/oder ihre reflektorischen Auswirkungen:
  - somatomotorischer Blockierungseffekt (Brügger),
  - spondylogenes Reflexsyndrom (Sutter),
  - «dérangement intervertébral mineur» (Maigne),
  - «somatic dysfunction»,
  - reflektorisch-algetische Krankheitszeichen,
  - Nozireaktion.
- Fehlinterpretationen der artikulären Dysfunktion:
  - Subluxation eines Wirbels (früher von Chiropraktoren gebraucht),
  - Wirbelverrenkung,
  - herausgesprungener Wirbel,
  - Wirbelfehlstellung.

17. Reflektorische Phänomene bei der artikulären Dysfunktion (Nozireaktion)

In variierender Intensität können Befunde im Gelenk, an der Muskulatur, in den vegetativen Funktionen und in der Hautsensibilität gefunden werden.

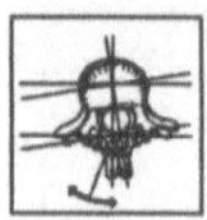

18. Behandlungsstellung

Ausgangsstellung für die manuelle Gelenkbehandlung.

19. Verriegelte Stellung

Die Stellung eines Gelenks, in der durch möglichst großen Gelenkflächenkontakt und/oder Spannung des Weichteilmantels die Beweglichkeit des Gelenks in der Behandlungsrichtung maximal eingeschränkt ist.

20. Verriegelung

Vorgang, der zur verriegelten Stellung führt, um unerwünschte Mitbewegungen in nicht zu behandelnden Segmenten zu verhindern.

21. Axiale Traktion der Wirbelsäule

Technik zur Entlastung des Bewegungssegments.

22. Mobilisation

Passive, meist wiederholte Bewegung durch Traktion und/oder Gleitbewegung mit geringer Geschwindigkeit und zunehmender Amplitude zur Vergrößerung des eingeschränkten Bewegungsraumes.

23. Manipulation

Gelenkbehandlungstechnik, die mit geringer Kraft Impulse hoher Geschwindigkeit und kleiner Amplitude vermittelt.

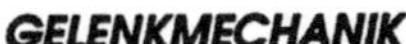

24. Traktion peripherer Gelenke

Stufe 1: Neutralisieren des Gelenkinnendruckes (Lösen)
Stufe 2: Distraktion bis zum Straffen des Weichteilmantels
Stufe 3: Dehnung bis zur physiologischen Grenze

25. Muskelbefunde

1) Vermehrte Ruhespannung (Muskelverspannung, Hypertonus, Hartspann):
   - lokalisiert-umschrieben:
     - Triggerpunkt (myofaszialer Punkt)
     - muskulärer Maximalpunkt
     - segmentaler Irritationspunkt
     - Myose
   - Spannungserhöhung eines ganzen Muskels oder einer Muskelgruppe
   - generalisierte Muskelverspannung, z.B. Fibromyalgie

2) Muskelverkürzung:
   - reflektorische Verkürzung
   - reversible strukturelle Verkürzung
   - irreversible strukturelle Verkürzung = Kontraktur

3) Verminderte Ruhespannung (Hypotonus):
   - reflektorischer Hypotonus (Hemmung)
   - periphere Parese

4) Gestörte Muskelaktivierung:
   - gestörter Stereotyp (Bewegungsmuster)
   - Parese

5) Kraftminderung:
   - reflektorisch (Hemmung)
   - dehnungsbedingt
   - strukturell neurogen
   - strukturell myogen
   - gestörter Stereotyp

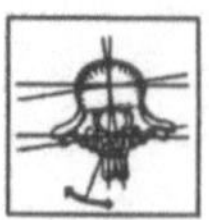

26. Muskuläre Dysbalance (uneinheitlich definierter Begriff)

Relationsstörung verschieden wirkender Muskeln bezüglich Spannung, Aktivierung und Kraftentwicklung.

27. Muskelaktivierung

- Isometrisch: Anspannung des Muskels ohne Längenänderung.
- Isotonisch: gleichbleibende Muskelspannung bei Muskelverkürzung.
- Auxotonisch: gleichzeitige Muskellängen- und Spannungsänderung.
- Isokinetisch: Aktivierung bei vorgegebener konstanter Winkelgeschwindigkeit.
- Isolytisch: gleichbleibende Muskelspannung bei Muskelverlängerung.

28. Neuromuskuläre Therapien (NMT)

Sie dienen zur Behebung der Funktionsstörungen der Muskulatur und Gelenke.

- Behandlung der Muskulatur:
  - bewußte Entspannung: nach leichter isometrischer Anspannung entspannt der Patient bewußt die zu behandelnden Muskeln (postisometrische Relaxation, PIR).
  - Muskeldehnungstechnik: nach minimaler isometrischer Anspannung erfolgt mit geringer Kraft die Dehnung durch den Behandler.
  - Dehnungsbehandlung: nach maximaler isometrischer Aktivierung erfolgt die kräftige Dehnung durch den Behandler (Stretching).
  - Entspannung der Muskulatur durch Aktivierung der Antagonisten.

- Behandlung der Gelenke:
  - Mobilisation unter Ausnutzung der direkten Muskelkraft der Agonisten (NMT 1).
  - Mobilisation nach postisometrischer Relaxation der Antagonisten (NMT 2).
  - Mobilisation unter Ausnutzung der reziproken Hemmung der Antagonisten (NMT 3).
- «muscle energy technic» (Mitchell):

  Verschiedene osteopatische Behandlungstechniken. Eine davon benutzt die postisometrische Muskelentspannung zur Verbesserung der Gelenkbeweglichkeit.

29. Weichteiltechniken

- Inhibitionstechnik mittels einminütiger digitaler Kompression eines muskulären Maximalpunktes.
- Friktion: das tiefe Reiben einer gestörten Struktur (z.B. queres Reiben eines Sehnen-Muskel-Übergangs = «deep friction»).
- Dehnungsimpulse quer zum Muskelfaserverlauf ohne auf der Hautoberfläche zu reiben.

30. Freie Richtung
(für die Manipulation freigegebene Richtung)

Richtung, in der die nozireaktive Muskelverspannung im Irritationspunkt deutlich abnimmt.

31. Gesperrte Richtung
(für die Manipulation nicht freigegebene Richtung)

Dieser Begriff wird auch benutzt für die Richtung, in der die nozireaktive Muskelverspannung im Irritationspunkt deutlich zunimmt.

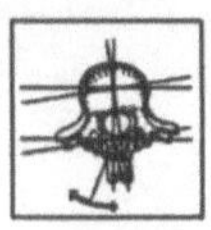

II. DIAGNOSTIK

A. ALLGEMEINE UNTERSUCHUNGEN

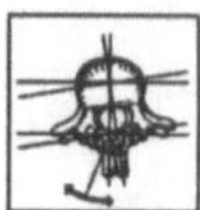

• Kibler-Hautfalte

Definition

Das fortschreitende Rollen einer abgehobenen Hautfalte von kaudal nach kranial.

Durchführung

Abb. 1.

Aussage

Verringerte Abhebbarkeit und Schmerzhaftigkeit kann als Ausdruck einer segmentalen Störung der Wirbelsäulenregion gewertet werden und damit zur Höhenlokalisation dieser Störung beitragen. Besteht ein bestimmtes Muster, kann es ein Hinweis auf eine viszerale Erkrankung sein.

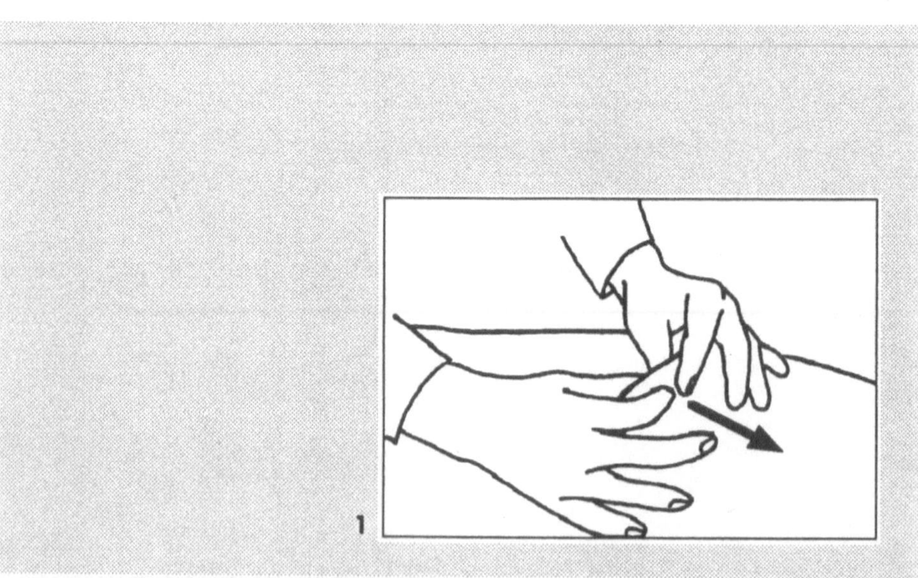

1

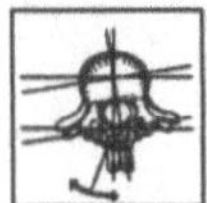

• Streichende Palpation von Haut und Unterhautgewebe

Definition

Mit dem 3. oder 4. Finger paraspinal ausgeführter gerader diagnostischer Schub unter Aufwerfung einer Hautfalte zur Beurteilung der Haut und des Unterhautgewebes.

Durchführung

Abb. 2.

Aussage

Ebenso wie zur Kibler-Hautfalte (S. 18).

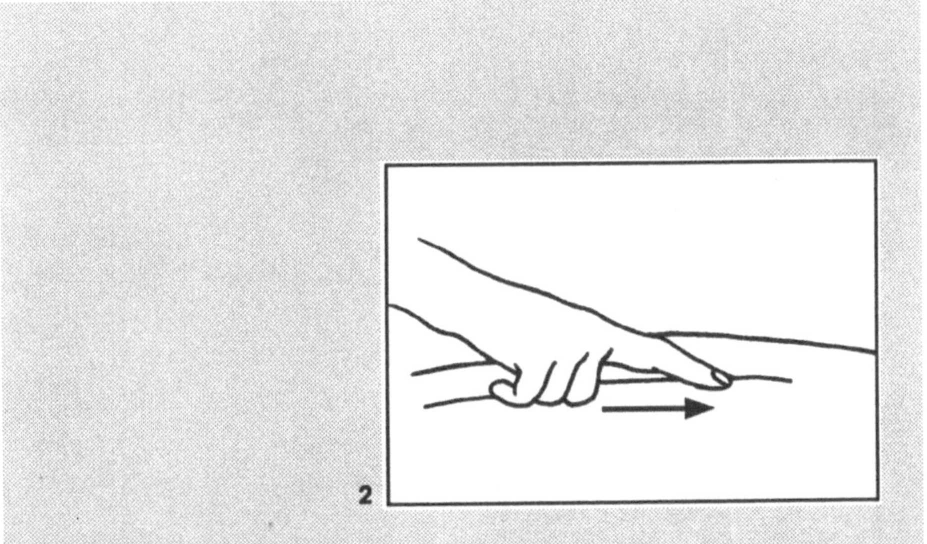

2

B. HALSWIRBELSÄULE

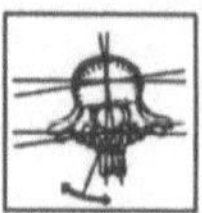

• Untersuchung der Irritationspunkte oder -zonen

Definition

Irritationspunkte: nozireaktiver Hypertonus der tiefen kurzen Nackenmuskeln und deren Insertionen an der Linea nuchae bzw. am Atlasquerfortsatz (Bischoff).

Irritationszonen: nozireaktive Veränderung von Muskulatur und kapselnahen Weichteilen am oberen Gelenkfortsatz von C2 bis C7 (Dvořák).

Durchführung

Bei der Untersuchung der Insertionspunkte (Insertionstendinopathie) am sitzenden Patienten wird die muskuläre Insertion von kaudal her sanft gegen die Mastoidspitze (C7) bzw. gegen die Linea nuchae (C2 bis C6) palpiert. Beim Ertasten einer Verhärtung durch Bewegungsprüfung ist die Richtung der Verstärkung der nozireaktiven Verspannung bzw. der Verminderung derselben festzustellen. Ein Periostdruck ist zu vermeiden.

Die Untersuchung der Irritationspunkte und -zonen findet ebenfalls am sitzenden Patienten statt. Dabei werden die segmentalen Irritationspunkte über dem Atlasquerfortsatz und den Processus articulares aufgesucht. Bei Feststellen einer druckdolenten nozireaktiven Verspannung prüft der Therapeut durch Kyphosierung, Lordosierung und Rotation des Muskels die gesperrte und die freie Richtung (Bischoff).

Am Atlasquerfortsatz ist keine Irritationszone, sondern eine Ansatztendinose zu finden (Dvořák).

Aussage

Feststellung der Höhenlokalisation, der Seite und der gesperrten Richtung.

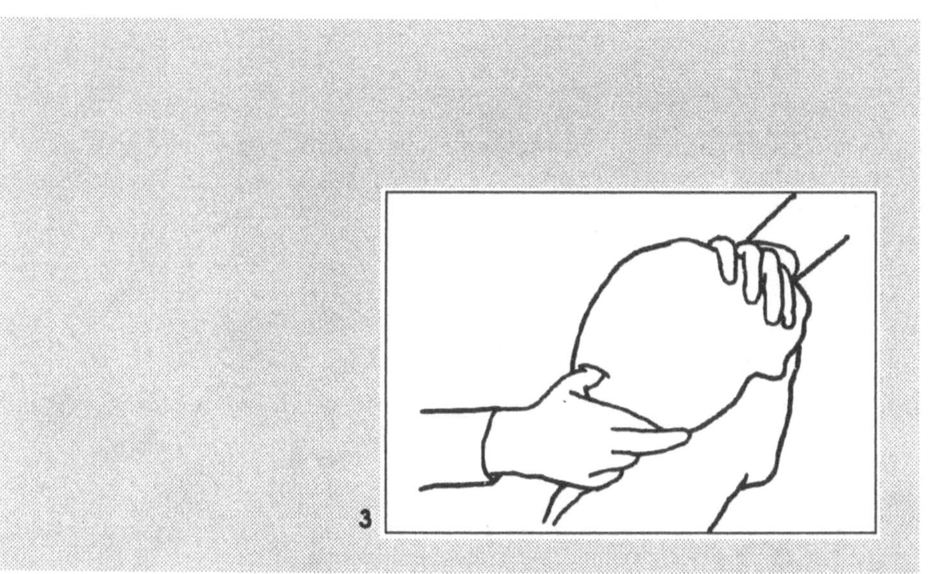
3

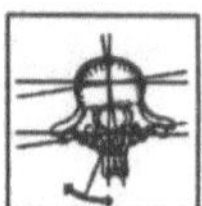

• Rotation der HWS

Definition

Prüfung der Gesamtbeweglichkeit der HWS in Rotation.

Durchführung

Die Rotation der HWS wird geprüft in Neutralstellung, maximaler Flexion und Extension.

Aussage

Aus Neutralstellung wird die gesamte Rotation, aus Flexion vorwiegend die der oberen HWS, aus Extension vorwiegend die der mittleren und unteren HWS beurteilt.

4

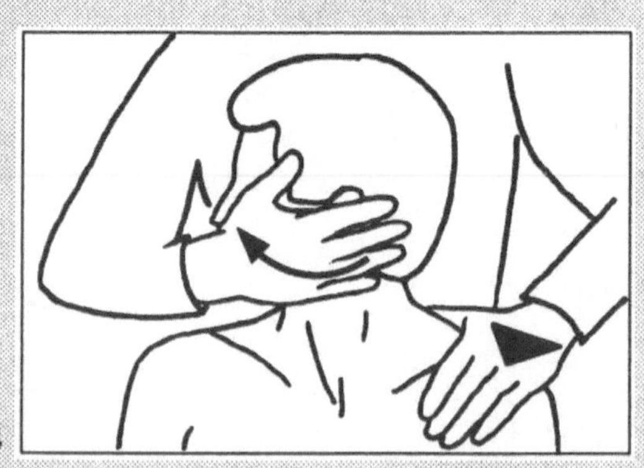

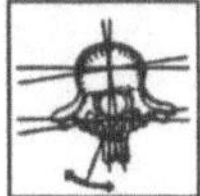

• Flexion im atlantookzipitalen Gelenk

Definition Untersuchung der Flexion (Nickbewegung).

Durchführung Der Atlas wird von dorsal fixiert. Das Okziput wird im Sinne der Nickbewegung (Flexion) bewegt.

Aussage Bei verminderter Beweglichkeit und/oder härterem Endgefühl liegt eine hypomobile Funktionsstörung vor.

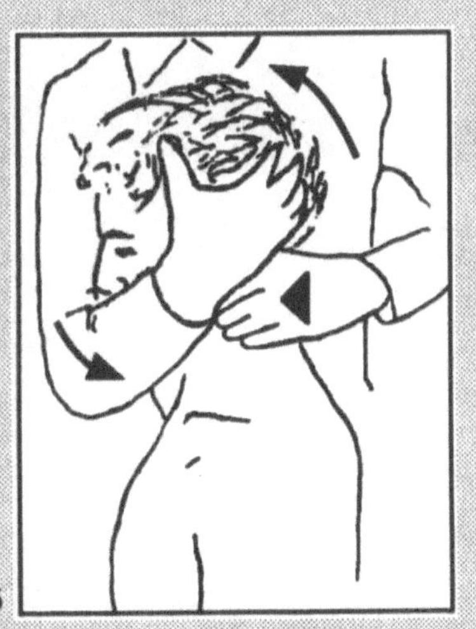

5

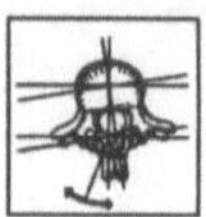

• Extension im atlantookzipitalen Gelenk

Definition

Untersuchung der Extension.

Durchführung

Der Atlas wird mit der unteren HWS rotiert. Die Okziputkondylen werden nach ventral geschoben.

Aussage

Bei verminderter Beweglichkeit und/oder härterem Endgefühl liegt eine hypomobile Funktionsstörung vor.

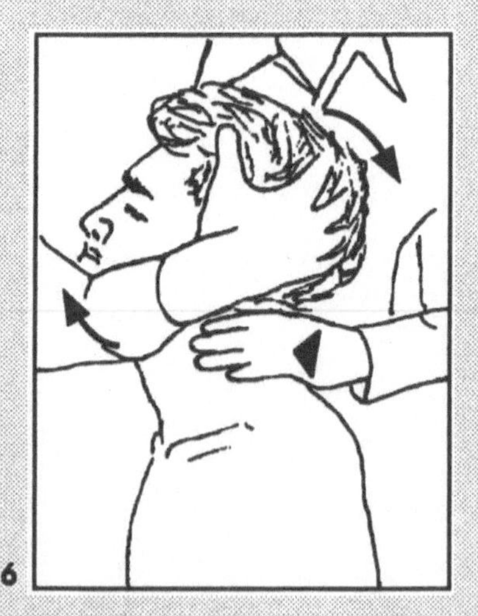

6

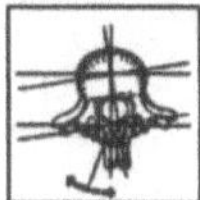

• Seitneigung im atlantookzipitalen Gelenk

Definition

Untersuchung der Seitneigung zwischen Okziput und Atlas.

Durchführung

Es wird der Querfortsatz des Atlas ein- oder beidseitig palpiert und durch Seitneigung zur Palpationsseite die Basis des Okziput zur Gegenseite verschoben.

Aussage

Beurteilung der Beweglichkeit und des Endgefühls im Seitenvergleich.

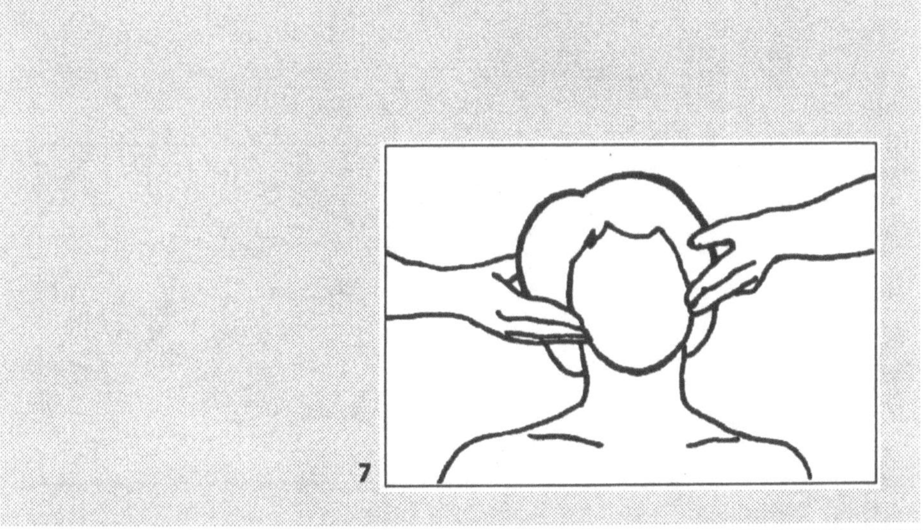

7

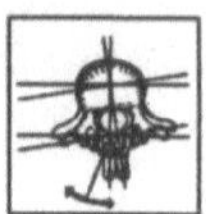

• Rotation im atlantookzipitalen Gelenk

Definition

Untersuchung der Rotation zwischen Okziput und Atlas.

Durchführung

Die gesamte HWS wird ausrotiert. Der Abstand zwischen Atlasquerfortsatz und Processus mastoideus wird im Seitenvergleich beurteilt. Der Test kann im Sitzen und im Liegen ausgeführt werden.

Aussage

Beweglichkeit und Endgefühl werden geprüft.

8

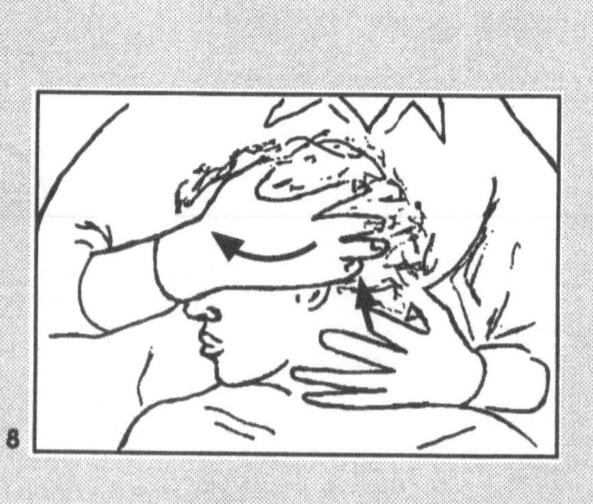

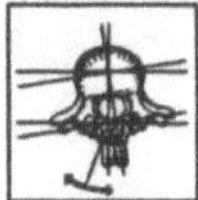

• Rotation im atlantoaxialen Gelenk

Definition

Bei Drehung des Kopfes wird die Rotation auf die Axis ab ca. 20° übertragen.

Durchführung

Der Dornfortsatz der Axis wird palpiert und eine passive Rotation über den Kopf induziert.

Aussage

Die unmittelbar einsetzende Rotationsbewegung der Axis spricht für eine segmentale Funktionsstörung im atlantoaxialen Gelenk.

9

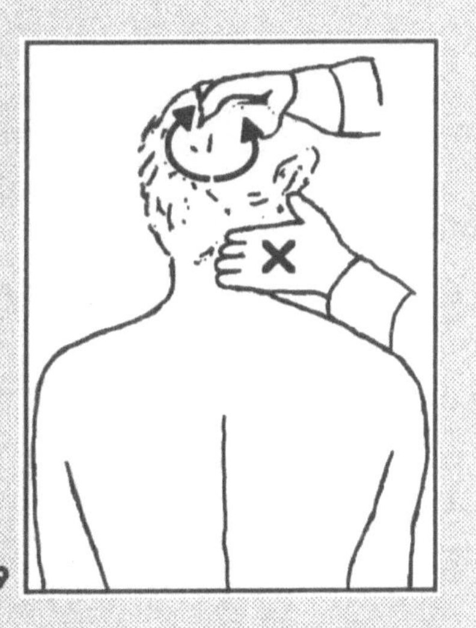

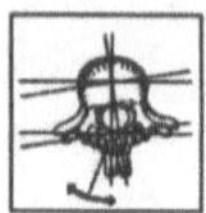

• Rotation im atlantoaxialen Gelenk

Definition Die Rotation des Atlas auf der Axis.

Durchführung Die Axis wird fixiert. Der Atlas wird mit dem Kopf rotiert. Beurteilt werden das Bewegungsausmaß und/oder das Endgefühl im Seitenvergleich.

Aussage Eine hypomobile Funktionsstörung liegt vor bei verminderter Bewegung und/oder härterem Endgefühl.

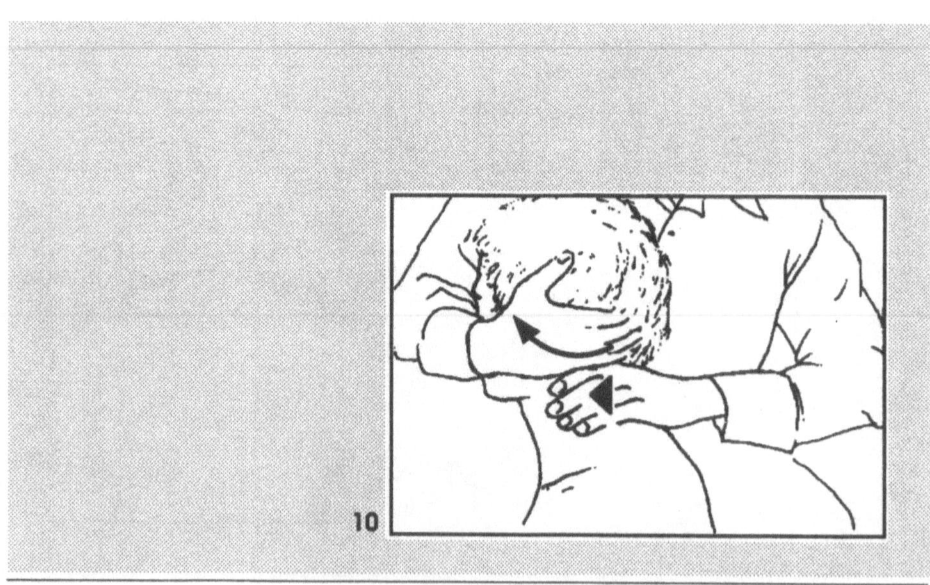

10

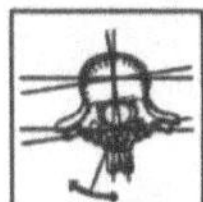

• Zwangsrotation der Axis

Definition

Bei Seitneigung des Kopfes kommt es zu einer gleichseitigen Seitneigung und Rotation der Axis.

Durchführung

Der Kopf wird seitgeneigt. Der Dornfortsatz der Axis wird palpiert. Es wird der zeitliche Ablauf und das Ausmaß des Ausweichens des Dornfortsatzes beurteilt.

Aussage

Ein Fehlen oder verspätetes Ausweichen spricht für eine hypomobile Funktionsstörung C1/C2, C2/C3 oder auch C0/C1.

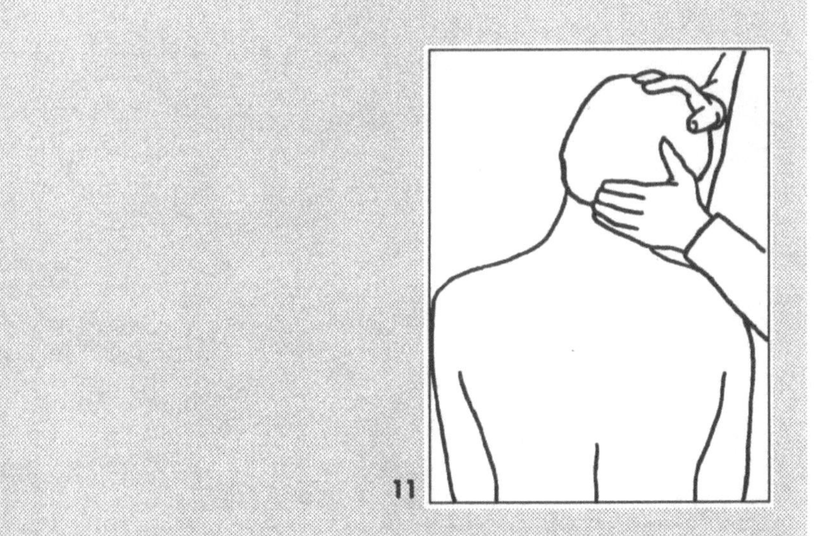

11

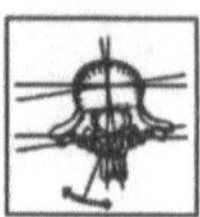

• Bewegungsprüfung C2/C3

Definition Untersuchung der Bewegung C2/C3.

Durchführung Am sitzenden Patienten wird mit angezogenem Kinn und leichter Seitneigung zur Gegenseite passiv die Rotation C2/C3 durchgeführt.

Aussage Asymmetrie im Seitenvergleich und/oder härteres Endgefühl sprechen für eine Hypomobilität.

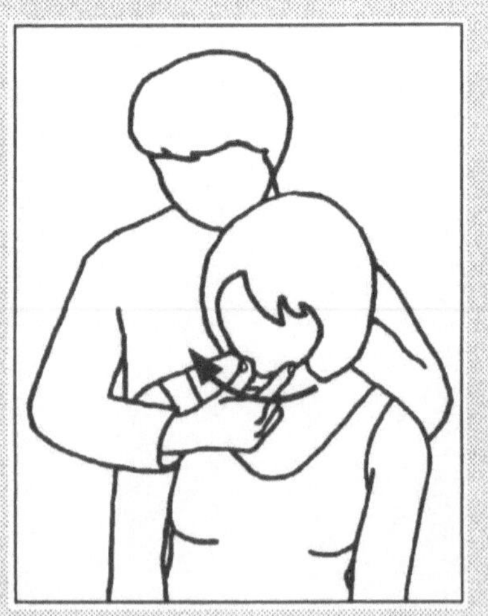

12

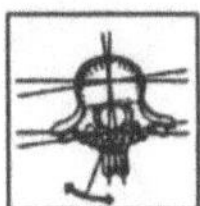

• Segmentale Bewegungsprüfung der Divergenz und Konvergenz der Gelenkfazetten

Definition

Die Divergenzbewegung wird beidseitig (Flexion) und einseitig (Flexion, Seitneigung und Rotation zur Gegenseite) untersucht, ebenso die Konvergenzbewegung beidseitig (Extension) und einseitig (Extension, Seitneigung und Rotation zur gleichen Seite).

Durchführung

Palpiert wird ein- oder beidseitig auf dem Intervertebralgelenk des zu untersuchenden Segments. Die entsprechende Bewegung wird von kranial her passiv ausgeführt.

Aussage

Feststellung einer hypo- oder hypermobilen Funktionsstörung.

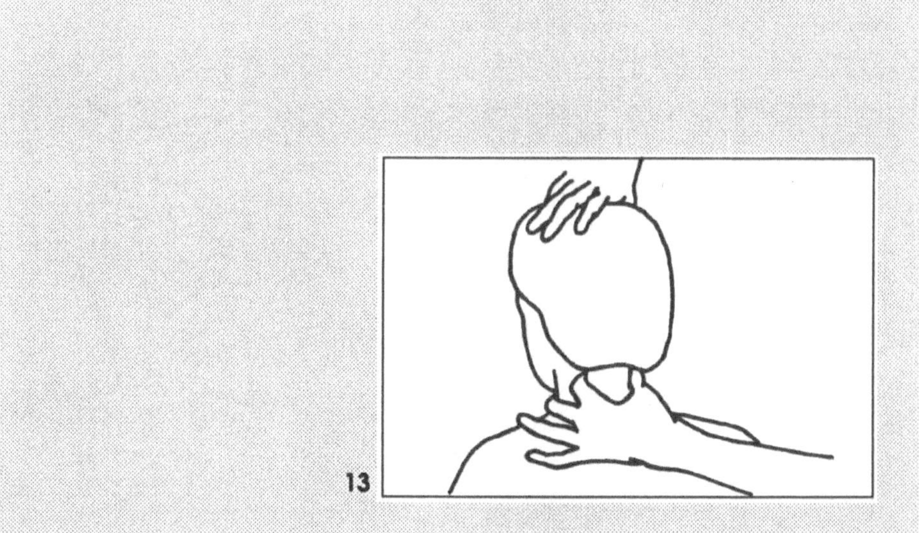

13

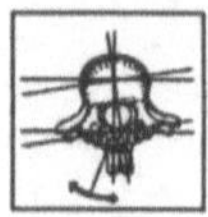

• Translatorisches Gleiten

Definition Untersuchung des translatorischen Gleitens in der Transversal- oder der Frontalebene.

Durchführung Der kaudale der zu untersuchenden Wirbel wird fixiert, der kraniale entlang der Sagittal- oder der Frontalebene bewegt. Die Untersuchung kann am sitzenden oder am liegenden Patienten erfolgen.

Aussage Feststellung einer hypo- oder hypermobilen Funktionsstörung.

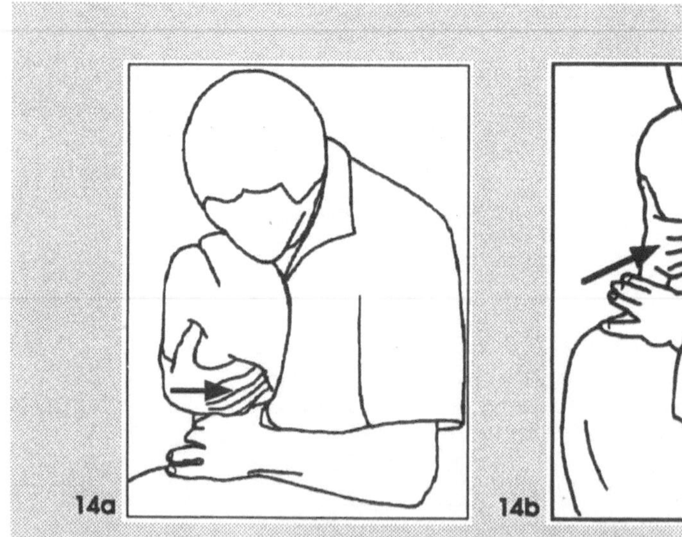

14a 14b

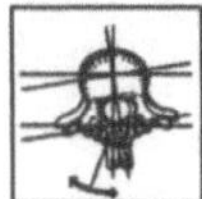

• Flexion/Extension C5 - Th3

Definition
Prüfung der segmentalen Beweglichkeit durch passive Bewegung.

Durchführung
Palpation der Bewegung der Dornfortsätze bei passiver Bewegung.

Aussage
Segmentale Hypomobilität bei verminderter Beweglichkeit.

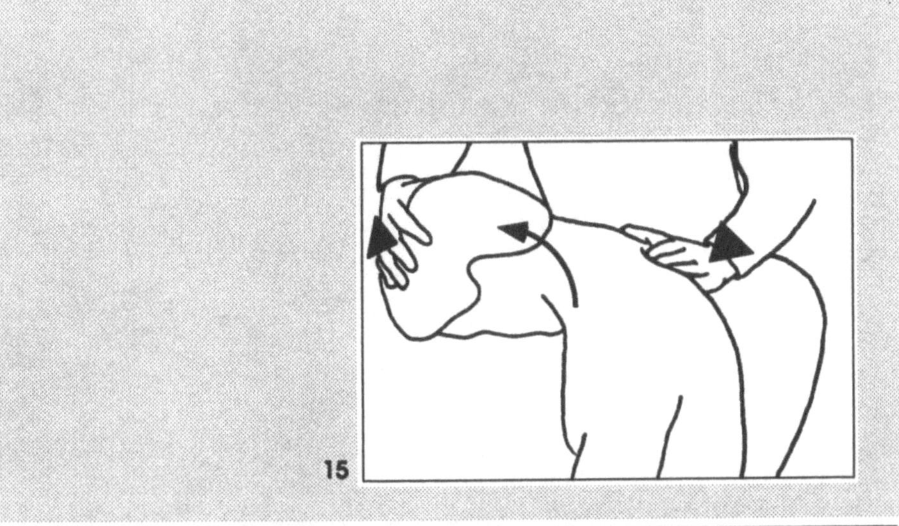

15

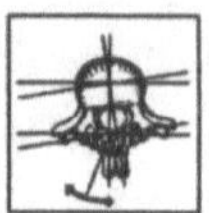

• Segmentale Kombinationsbewegungen zervikothorakal

Definition

Über Rotation Prüfung der Kombinationsbewegung Rotation–Seitneigung.

Durchführung

Der sitzende Patient wird aufgefordert, den Kopf maximal zu rotieren. Einer oder mehrere benachbarte Dornfortsätze werden palpiert und das Bewegungsausmaß beurteilt.

Aussage

Eine verminderte Beweglichkeit spricht für Hypomobilität.

16

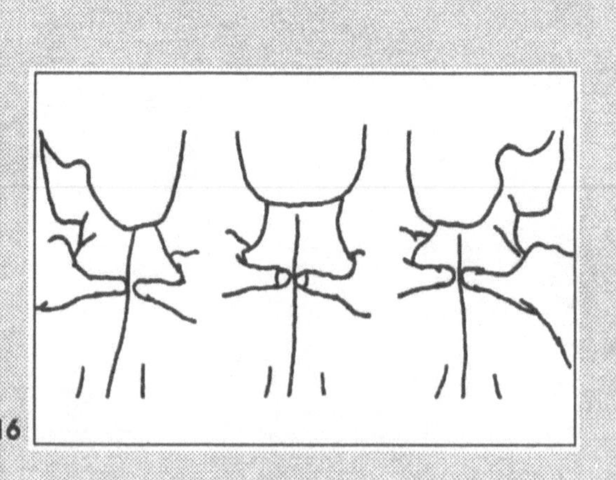

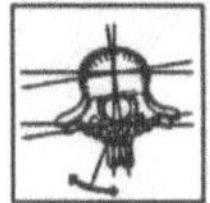

• Beweglichkeitsprüfung durch lateralen Schub

Definition

Prüfung der segmentalen Beweglichkeit durch lateralen Schub über Kontakt an erreichbaren Wirbelstrukturen.

Durchführung

Der kraniale Wirbel wird unter Fixation des kaudalen, am zervikothorakalen Übergang der kaudale Wirbel unter Fixation des kranialen tangential geschoben.

Aussage

Eine Hypomobilität liegt vor bei verminderter Beweglichkeit oder härterem Endgefühl.

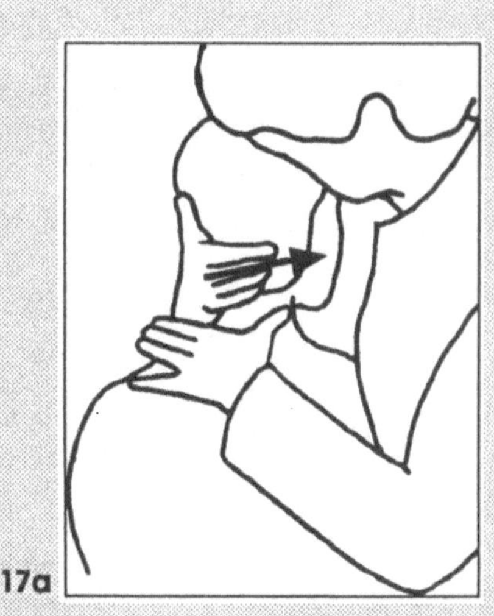

17a

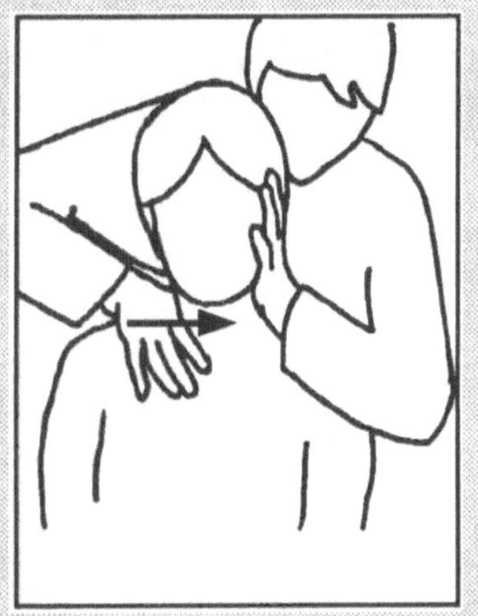

17b

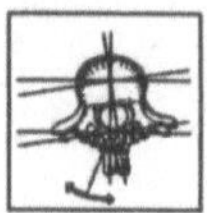

• Translatorisches Gleiten in Seitenlage

Definition

Prüfung der translatorischen Beweglichkeit in der sagittalen oder frontalen Richtung.

Durchführung

Der Patient befindet sich in Seitenlage. Der Dornfortsatz des kaudalen Wirbels wird gehalten. Der kraniale Wirbel wird umfaßt und unter leichter Traktion gegen den fixierten kaudalen in der Frontal- oder Transversalebene bewegt.

Aussage

Hypo- oder hypermobile Funktionsstörung.

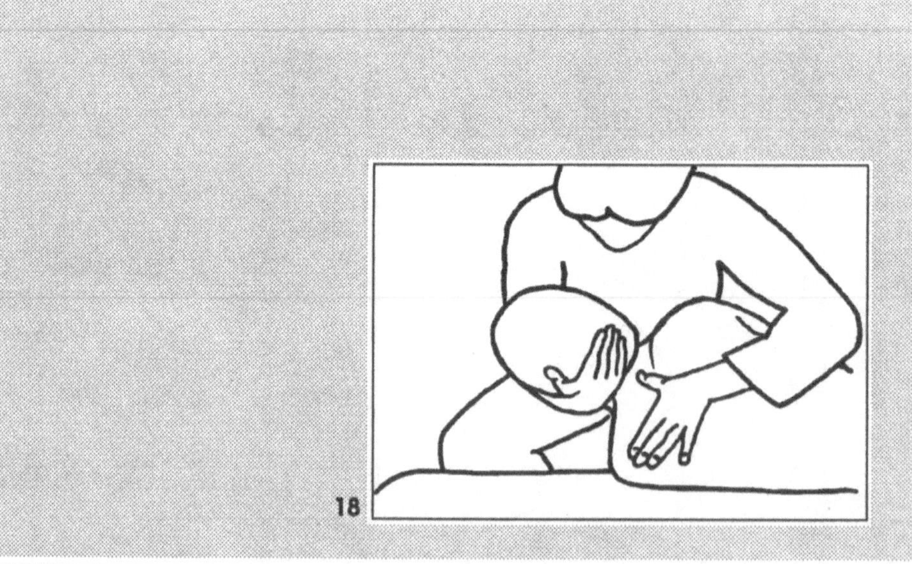

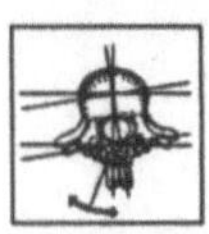

C. BRUSTWIRBELSÄULE

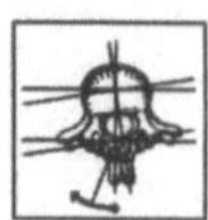

• Untersuchung der Irritationspunkte oder -zonen

Definition

Irritationspunkte: nozireaktiver Hypertonus der tiefen, kurzen autochthonen Rückenmuskulatur (Musculi rotatores, intertransversarii, multifidi) (Bischoff).

Irritationszonen: nozireaktiver Hypertonus der tiefen, kurzen autochthonen Rückenmuskulatur und/oder bindegewebige Verquellung im Bereiche des oberen Gelenkfortsatzes (Dvořák).

Durchführung

Untersuchung der Insertionspunkte (Insertionstendinopathie): paraspinöses Eingehen mit dem Mittelfinger in Höhe der Unterkante des Querfortsatzes. Wiederum Eingehen oder Tasten in die Nische zwischen Dornfortsatz und den oberflächlichen Schichten des Musculus erector trunci (Bischoff).

Untersuchung der Irritationspunkte und -zonen: Gleichartiges Eingehen auf Höhe des oberen Gelenkfortsatzes (Dvořák).

Aussage

Feststellung der Höhen- und Seitenlokalisation sowie der gesperrten Richtung.

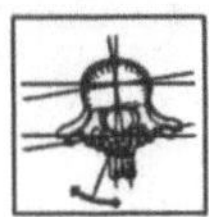

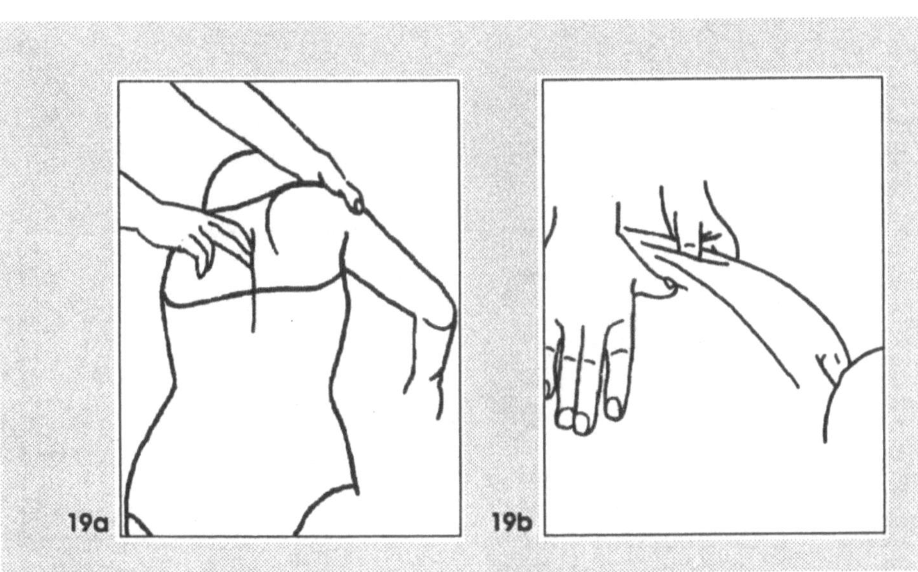
19a
19b

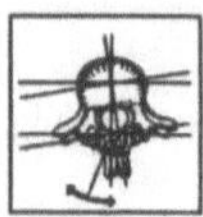

• Segmentale Bewegungsprüfung der BWS

Definition

Die segmentale Bewegungsprüfung in 3 Ebenen: Flexion/Extension, Seitneigung rechts/links, Rotation rechts/links, ein- oder mehrachsig (Kombinationsbewegung).

Durchführung

Der Patient sitzt. Der Untersucher muß gewährleisten, daß die Drehachse im untersuchten Segment liegt (Abb. 20a). Palpiert wird die Bewegung der Dornfortsätze (Abb. 20b).

Aussage

Verminderte Bewegung der Dornfortsätze spricht für Hypomobilität, vermehrte für Hypermobilität.

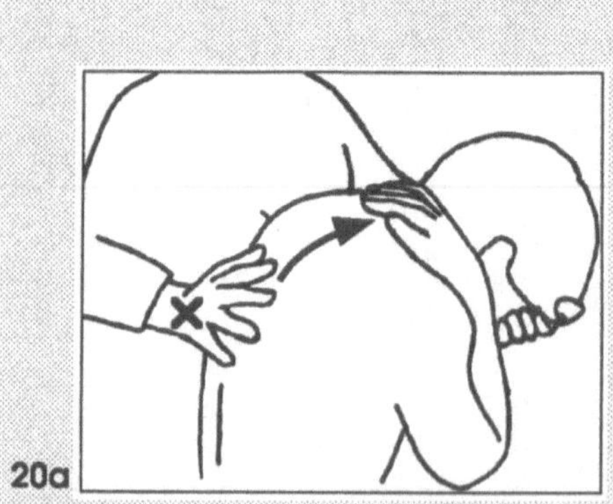

20a

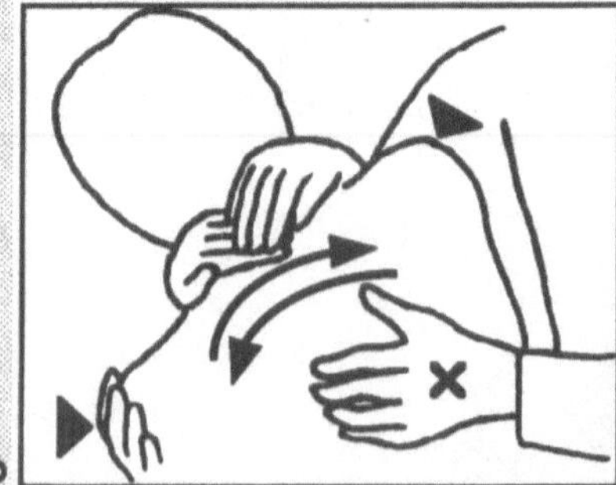

20b

D. RIPPEN

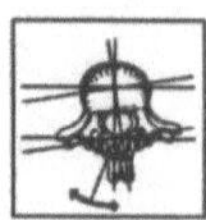

• Untersuchung der Irritationspunkte oder -zonen

Definition

Untersuchung der Insertionspunkte (Insertionstendinopathie): nozireaktiver Hypertonus des Musculus levator costae (Bischoff).

Untersuchung der Irritationspunkte und -zonen: nozireaktiver Hypertonus der Muskulatur und/oder der gelenknahen Weichteile (Dvořák).

Durchführung

Der Angulus costae wird aufgesucht. Der Therapeut geht an der Rippe entlang und schiebt gleichzeitig den Musculus erector trunci vor sich her, um die Insertion des Musculus levator costae bzw. des paraartikulären Gewebes zu erreichen. Dabei wird eine Provokation durch Inspiration und Exspiration vorgenommen (*cave:* maximale Inspiration, da dabei der druckempfindliche Musculus levator costae maximal aktiviert wird).

Aussage

Feststellung der Höhenlokalisation, der Seite und der gesperrten Richtung.

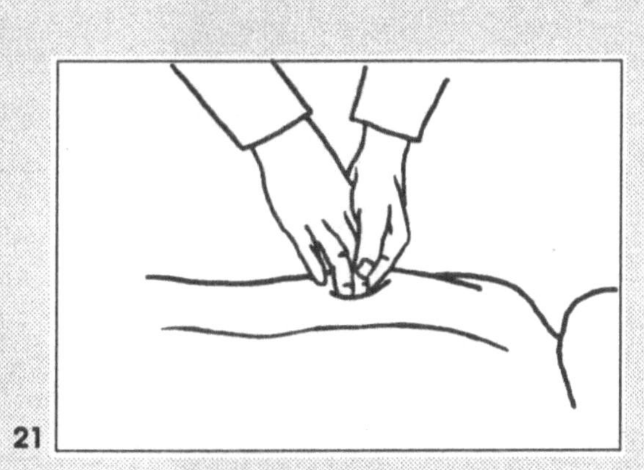

21

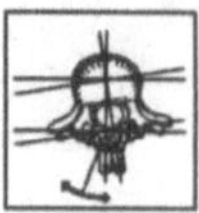

• Untersuchung der Rippenbeweglichkeit

Definition

Atemsynchrone Beweglichkeit der Rippen.

Durchführung

Der Patient sitzt oder liegt. Die Bewegungen der Rippen werden atemsynchron palpiert, und zwar dort, wo sie am größten sind: für die oberen Rippen ventral, für die mittleren Rippen in der Medioaxillarlinie, für die unteren Rippen in der hinteren Axillarlinie.

Aussage

Hypomobile Funktionsstörung in Richtung der Inspiration oder der Exspiration.

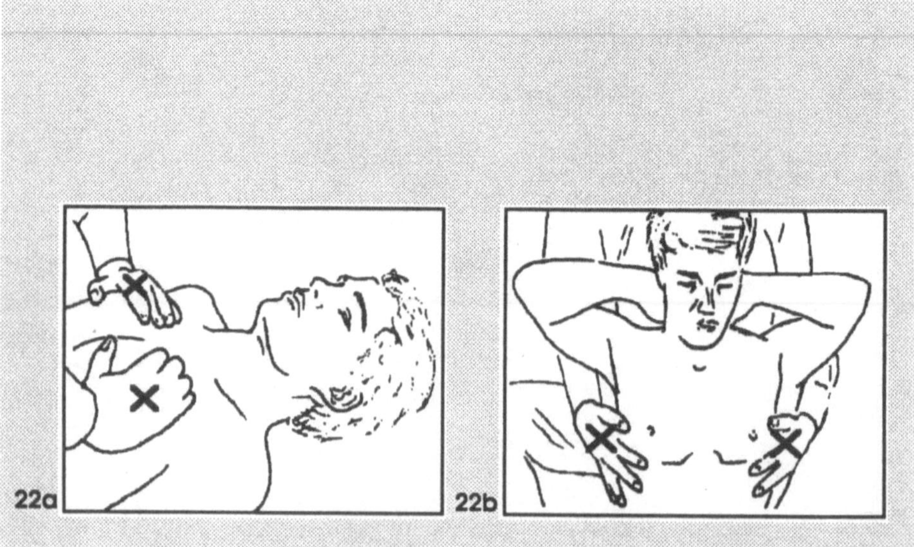

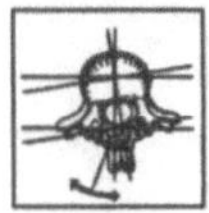

• *Untersuchung der passiven Rippenbeweglichkeit*

Definition Passive Untersuchung der Rippenbeweglichkeit über die Interkostal- und Atemhilfsmuskulatur.

Durchführung Im Sitzen, in Rücken- oder Seitenlage werden durch Seitneigung des Rumpfes die Interkostalräume erweitert. Die Rippenbeweglichkeit wird atemsynchron palpiert.

Aussage Hypomobile Funktionsstörung einer Rippe.

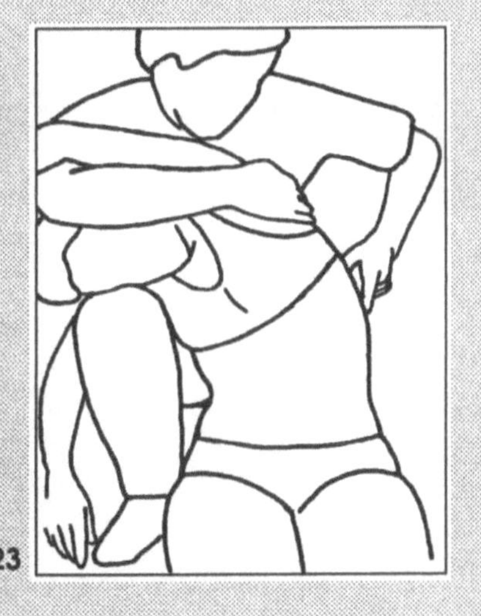

23

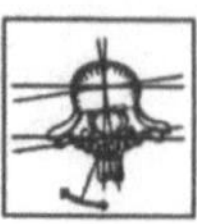

• Orientierender Test 1. Rippe und zervikothorakaler Übergang

Definition	Orientierender Test für die 1. Rippe und den zervikothorakalen Übergang.
Durchführung	Der Patient sitzt. Der Kopf wird 45° zur Gegenseite rotiert und zur zu testenden Seite geneigt.
Aussage	Bewertung von Bewegungsausschlag und Endgefühl im Seitenvergleich.

24

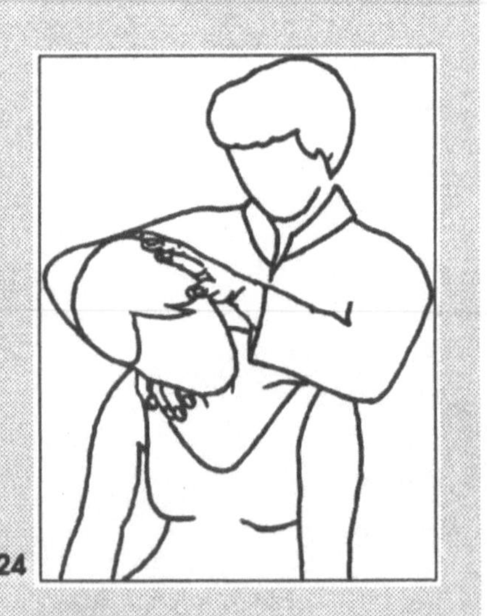

• Federungstest der 1. Rippe

Definition Gelenkspiel der 1. Rippe.

Durchführung Über den radialen Rand des 2. Fingerstrahls erfolgt ein federnder Impuls auf die 1. Rippe in die Richtung der kontralateralen Hüfte. Die HWS kann zur Seite der Untersuchung rotiert werden. Der Test wird im Sitzen und im Liegen ausgeführt.

Aussage Hypomobile Funktionsstörung der 1. Rippe.

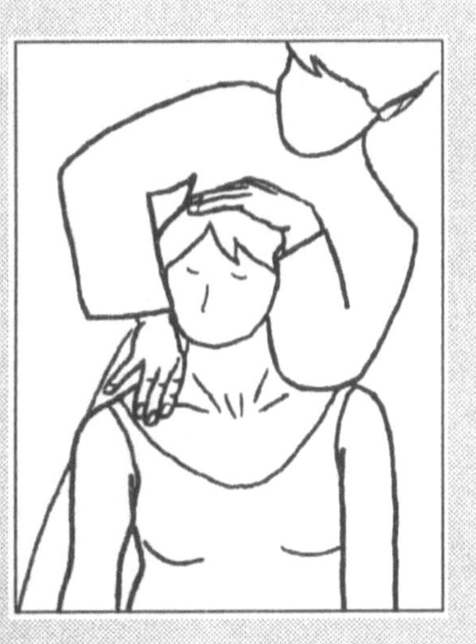
25

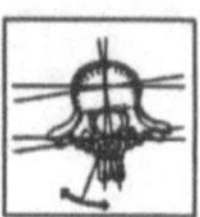

• Aktive Beweglichkeit der 1. Rippe

Definition

Atemsynchrone Beweglichkeitsprüfung der 1. Rippe bei Ein- und Ausatmung.

Durchführung

Durch einen der 1. Rippe aufliegenden Finger wird im Seitenvergleich atemsynchron (einschließlich Tiefatmung) die Beweglichkeit der 1. Rippe beurteilt. Der Test kann im Sitzen und im Liegen ausgeführt werden.

Aussage

Der Test erlaubt Aussagen über eine eventuelle Einschränkung der Beweglichkeit bei Inspiration oder Exspiration.

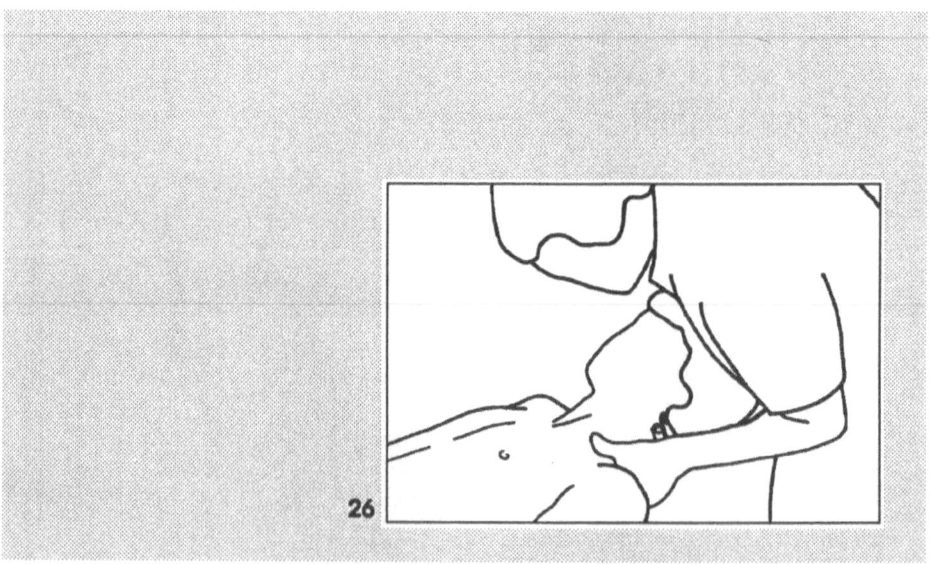

26

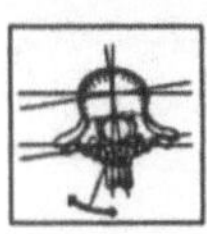

E. LENDENWIRBELSÄULE

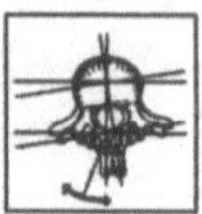

• Untersuchung der Irritationspunkte oder -zonen

Definition

Irritationspunkte: nozireaktiver Hypertonus der tiefen, kurzen autochthonen Rückenmuskulatur (Musculi rotatores, intertransversarii, multifidi) (Bischoff).

Irritationszonen: nozireaktiver Hypertonus der tiefen, kurzen autochthonen Rückenmuskulatur und/oder bindegewebige Verquellung im Bereich des oberen Gelenkfortsatzes sowie an der Spitze des Processus costarius (Dvořák).

Durchführung

Untersuchung der Insertionspunkte (Insertionstendinopathie): mit dem Mittelfinger wird in die Nische zwischen Dornfortsatzreihe und oberflächlicher Schicht des Musculus erector trunci (M. longissimus thoracis) getastet. Provokation durch Links- und Rechtsrotation, Kyphosierung und Lordosierung (Bischoff).

Untersuchung der Irritationspunkte und -zonen: Palpation unter dem Musculus longissimus dorsi in Richtung des Querfortsatzes mit Beurteilung der Veränderungen bei der jeweiligen Provokationsstellung (Dvořák).

Aussage

Feststellung der Höhen- und Seitenlokalisation sowie der gesperrten Richtung.

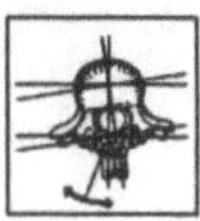

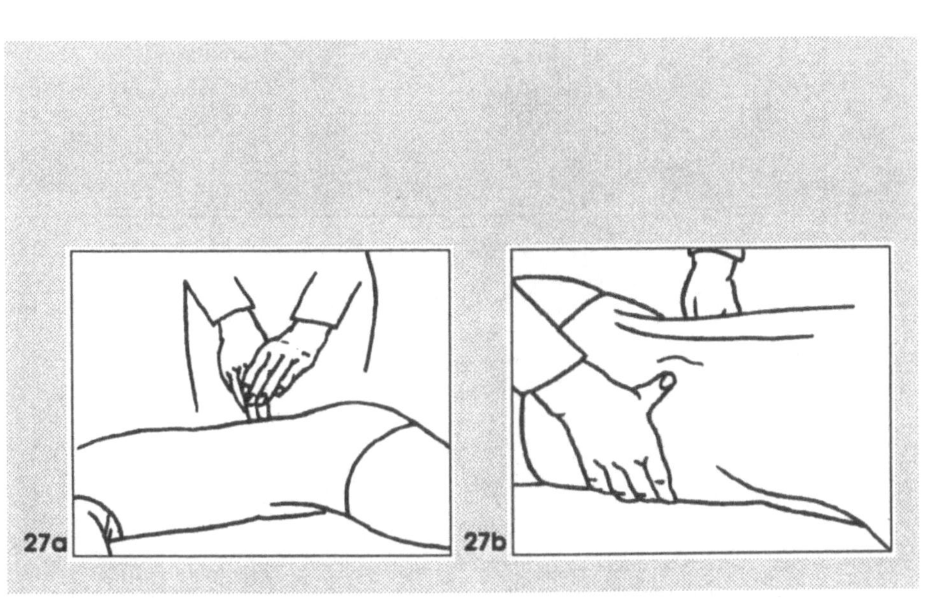

Diagnostik

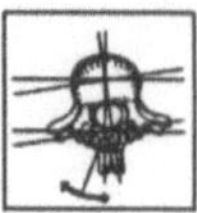

• *Springingtest (Federungstest)*

Definition

Schub auf einen Wirbel in ventraler Richtung.

Durchführung

Aufnehmen eines guten Tiefenkontaktes mit zwei gespreizten Fingern paraspinös, Schub ventrokranial mit der anderen Hand (Springingtest).

Druck auf einen Dornfortsatz in ventraler Richtung (Federungstest).

Aussage

Beurteilt wird die muskuläre Spannung, die Beweglichkeit sowie das Schmerzverhalten.

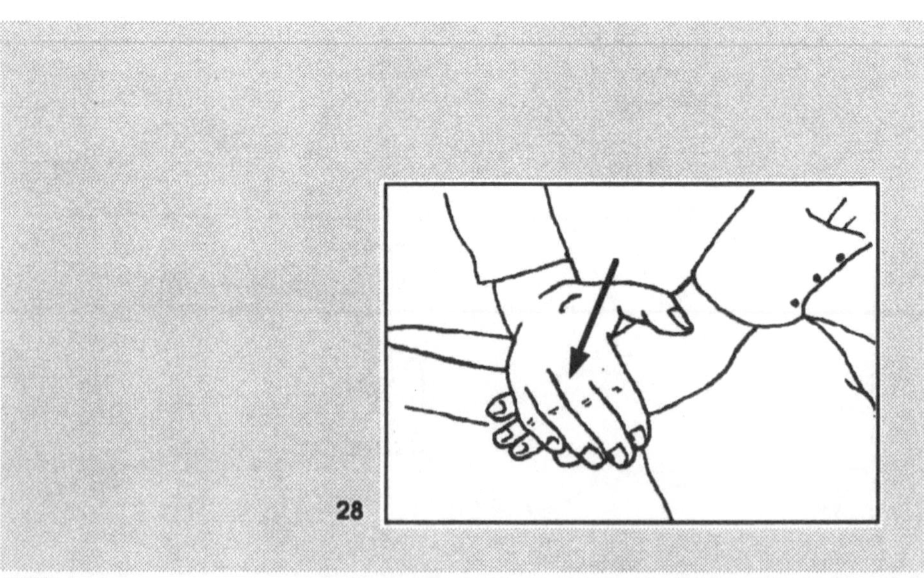

28

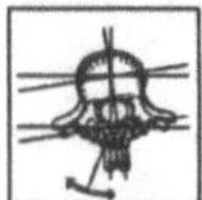

• Flexion der LWS in Seitenlage

Definition

Segmentale Testung der Flexion.

Durchführung

Über die in Hüft- und Kniegelenken gebeugten Beine und das Becken wird die LWS zunehmend passiv von kaudal nach kranial flektiert. Palpiert wird die Bewegung der Dornfortsätze.

Aussage

Vermindertes Spreizen der Dornfortsätze spricht für Hypomobilität, vermehrtes für Hypermobilität.

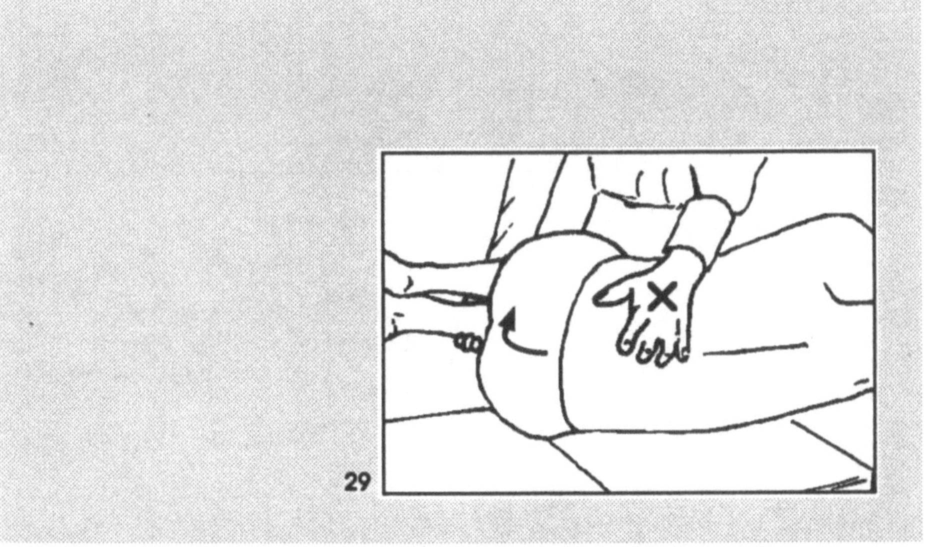

29

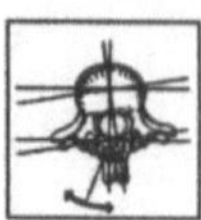

• Extension der LWS in Seitenlage

Definition

Segmentaler Test der Extensionsbewegung.

Durchführung

Über den Oberschenkel und das Becken wird ein Schub ausgeübt, der die LWS von kaudal nach kranial zunehmend in Extension bringt.

Aussage

Beurteilung der Hypo- oder Hypermobilität.

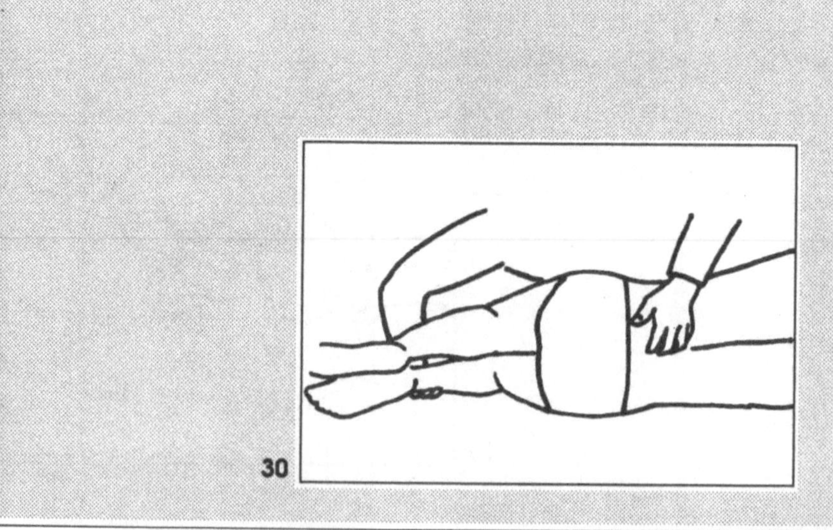

30

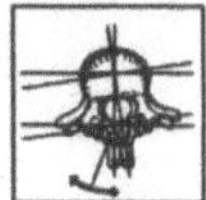

• Seitneigung der LWS in Seitenlage

Definition

Segmentale Untersuchung der Beweglichkeit bei Seitneigung.

Durchführung

Der Patient liegt in Seitenlage. Die Hüft- und Kniegelenke sind in 90° Beugung. Über den Hebelarm der Beine wird eine segmentale Seitneigung zur obenliegenden Seite herbeigeführt.

Aussage

In Kombination mit der Flexions-/Extensionsuntersuchung läßt sich durch diese Untersuchung die Seite der Funktionsstörung bestimmen.

31

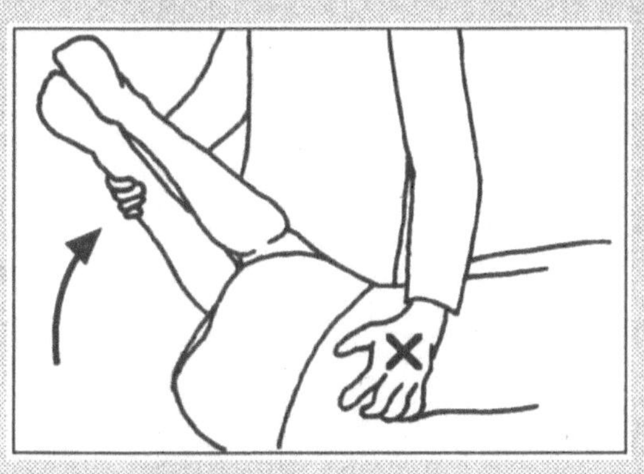

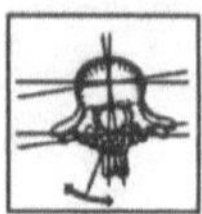

• LWS im Sitzen

Definition

Segmentale Bewegungsuntersuchung unter Belastung.

Durchführung

Siehe segmentale Bewegungsprüfung bei den entsprechenden Bewegungen im Liegen. Untersucht wird die Flexion, die Extension, die Seitneigung und die axiale Rotation.

Aussage

Bewegungsverhalten unter Last.

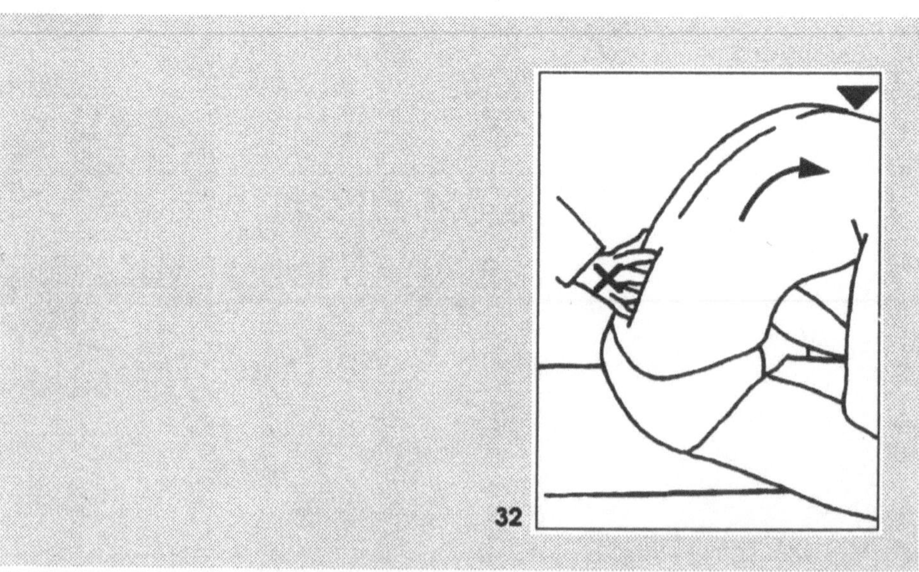

F. ILIOSAKRALGELENK

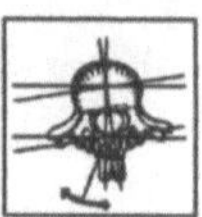

• Untersuchung der Irritationspunkte oder -zonen

Definition

Irritationspunkte: nozireaktiver Hypertonus im Bereich des Musculus glutaeus medius für Blockierung im ISG auf Höhe S1, im Bereiche des Musculus glutaeus maximus für Blockierung in Höhe S3 (Bischoff).

Irritationszonen: nozireaktive Bindegewebsveränderung im Bereiche der Crista sacralis lateralis, eingeteilt in drei Lokalisationen mit der Bezeichnung S1, S2, S3 (Dvořák).

Durchführung

Provokation durch Ventralisieren, Kranialisieren oder Kaudalisieren des Sakrums.

Aussage

Feststellung der Höhen- und Seitenlokalisation sowie der gesperrten Richtung. Auch im Bereich der Symphyse lassen sich schmerzhafte Maximalpunkte bei Funktionsstörungen im Beckenring feststellen.

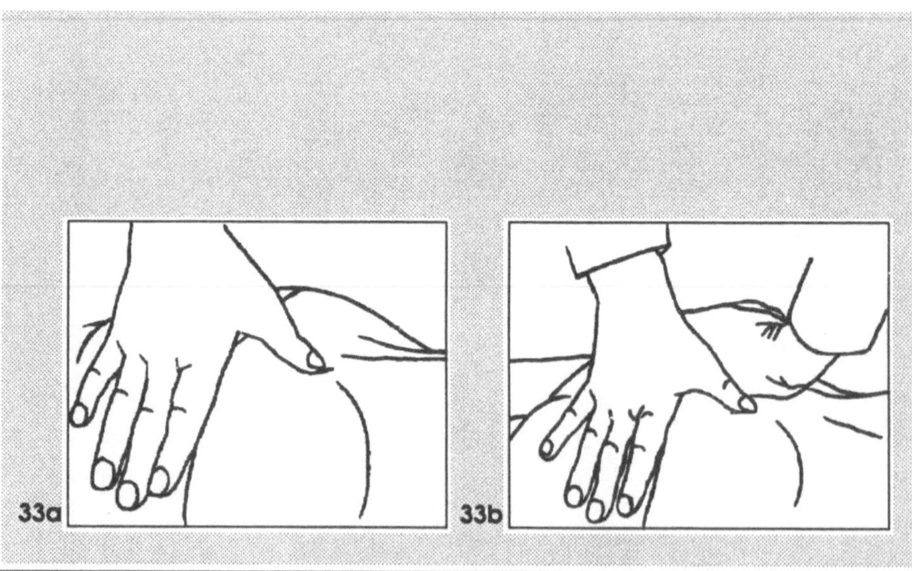

33a 33b

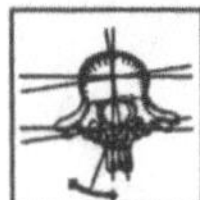

• Hebetest des Os ilium in Bauchlage

Definition

Prüfung der Beweglichkeit zwischen Sakrum und Ilium.

Durchführung

Der Patient liegt auf dem Bauch. Der Untersucher umfaßt die Beckenschaufel an der Spina iliaca anterior superior und hebt die Beckenschaufel mit einer schüttelnden Bewegung an. Die andere Hand palpiert unter Fixation des Sakrums Beweglichkeit und Endgefühl.

Aussage

Fehlende Beweglichkeit oder härteres Endgefühl sind Ausdruck einer hypomobilen Funktionsstörung im ISG. Vermehrte Beweglichkeit ist Ausdruck einer hypermobilen Funktionsstörung im ISG.

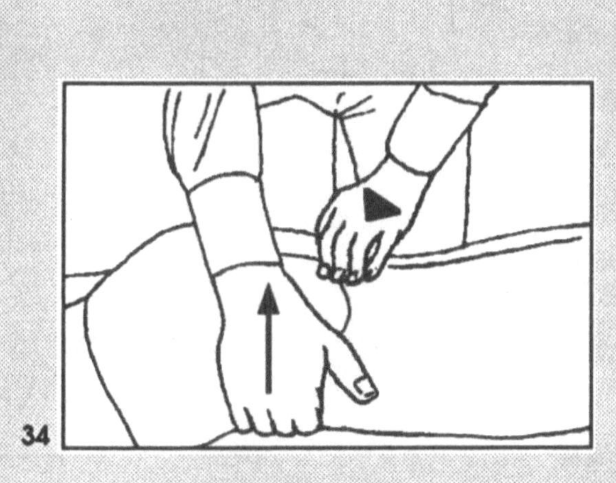

34

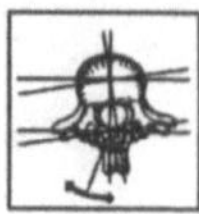

• ISG-Federung in Bauchlage

Definition Prüfung der Beweglichkeit zwischen Sakrum und Ilium.

Durchführung Durch Druck auf das Sakrum wird ein federndes Nachgeben gegenüber dem Ilium untersucht.

Aussage Kein Federn weist auf eine Hypomobilität, weiches Federn auf Normmobilität, spürbare Bewegung auf Hypermobilität hin.

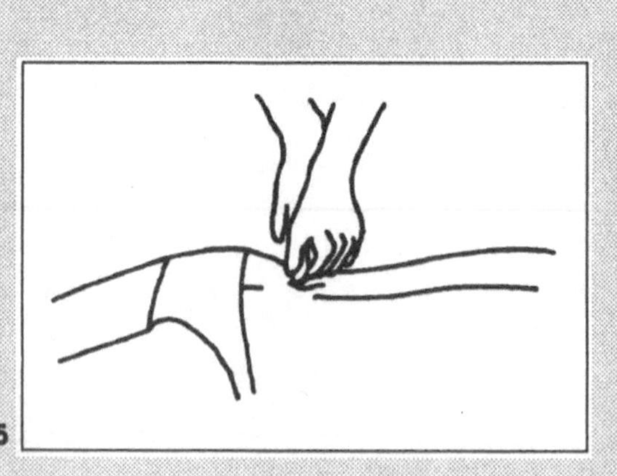

35

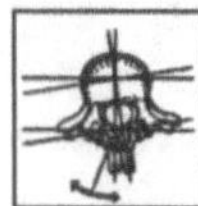

• iSG-Federung in Seitenlage

Definition	Dorsales Aufspreizen des ISG.
Durchführung	Mit dem Unterarm wird über die Beckenschaufel das obenliegende ISG zum Klaffen gebracht.
Aussage	Kein Federn weist auf eine Hypomobilität, weiches Federn auf Normmobilität, spürbare Bewegung auf Hypermobilität hin.

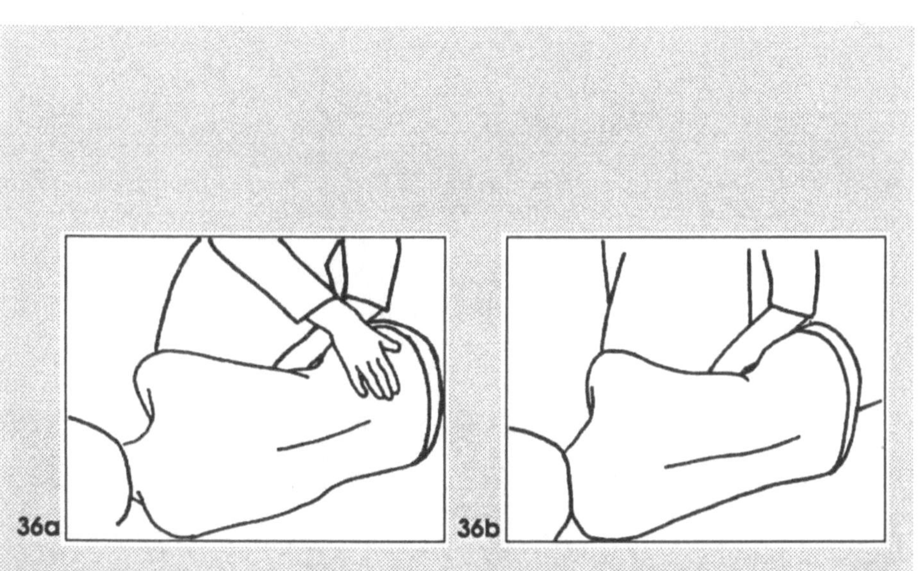

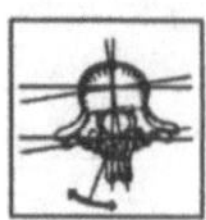

• ISG-Federung in Rückenlage oder in Seitenlage

Definition

Prüfung der Beweglichkeit zwischen Sakrum und Ilium durch Dorsalbewegung des Iliums über den Hebel des Oberschenkels.

Durchführung

Über den im Hüftgelenk gebeugten und adduzierten Oberschenkel wird ein nach dorsal gerichteter Schub auf das Ilium gegeben, der eine klaffende Bewegung im ISG herbeiführen soll. Der Test kann auch in Seitenlage ausgeführt werden.

Aussage

Fehlendes Federn weist auf eine Hypomobilität, weiches Federn auf Normmobilität, spürbare Bewegung auf Hypermobilität hin.

37

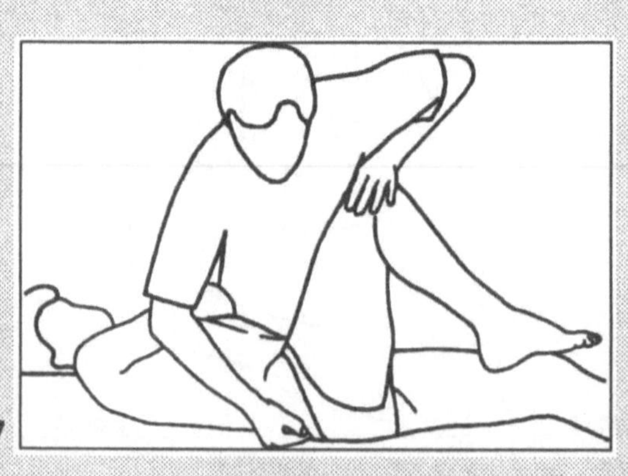

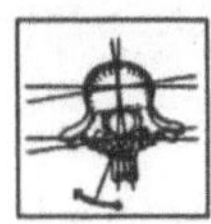

G. STÖRUNGEN IM BECKENRING

Prinzipiell unterscheidet man bei den Funktionsstörungen im Beckenring solche mit und ohne Gelenkspielstörung sowie solche mit oder ohne Stellungsanomalie.

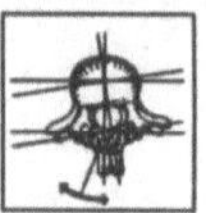

• Beckenverwringung

Definition

Relationsstörung des Beckenrings mit klinisch und röntgenologisch nachweisbarem ungleichem Stand der vorderen und hinteren Darmbeinstachel.

Durchführung

Spinae iliacae posteriores superiores, Beckenkämme und Spinae iliacae anteriores superiores werden seitenvergleichend im Stehen oder Liegen getastet. Auf der Seite der höheren hinteren Beckenpunkte steht bei Beckenverwringung die Spina anterior superior tiefer.

Aussage

Hinweis auf Funktionsstörungen in der Lenden-Becken-Hüftregion, am thorakolumbalen Übergang und/oder an den Kopfgelenken.

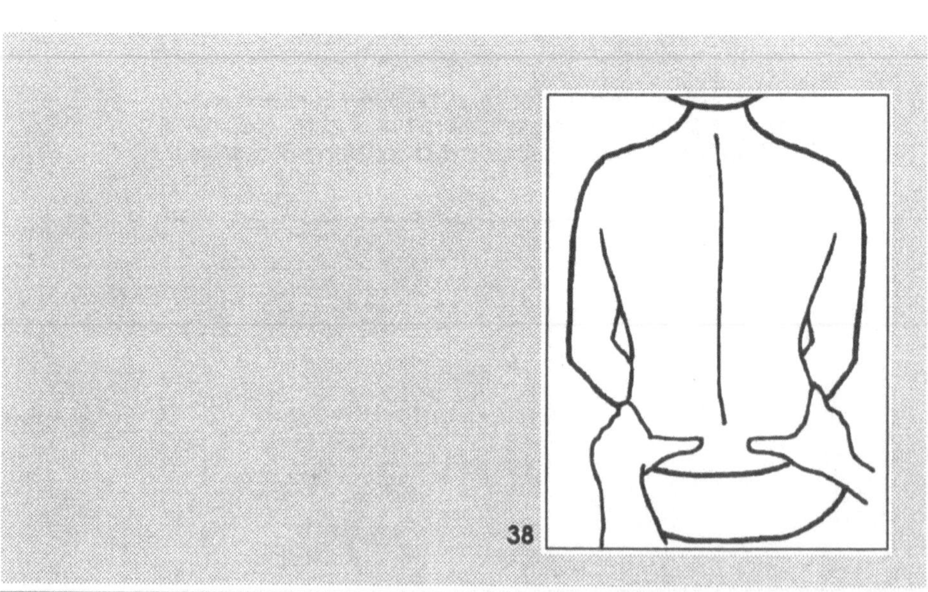

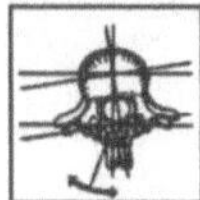

• Vorlaufphänomen

Definition

Eine Spina iliaca posterior superior folgt bei der Anteflexion (Rumpfvorbeugung) der Bewegung des Ilium früher und führt weiter als jene der Gegenseite.

Durchführung

Der Untersucher sitzt hinter dem stehenden Patienten und sucht mit beiden Daumen die Spinae iliacae posteriores superiores (Abb. 39a). Bei der Vorwärtsbeugung des Patienten folgen die Daumen den Spinae (Abb. 39b). Die Bewegung wird auf Symmetrie beurteilt.

Aussage

Der Vorlauf kann Ausdruck einer artikulären oder muskulären Dysfunktion sein.

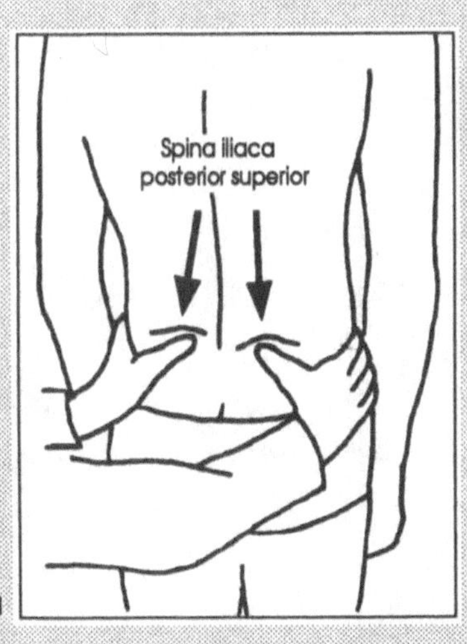

39a

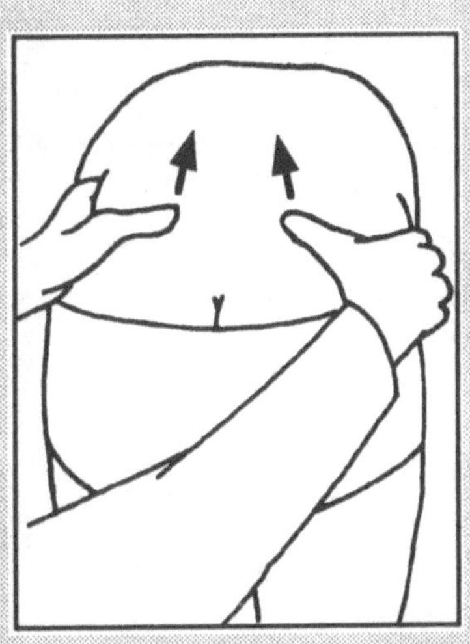

39b

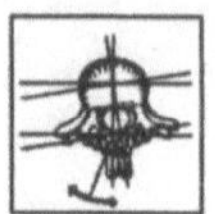

• Rücklaufphänomen («spine test»)

Definition

Der «spine test» beurteilt das Rücklaufen der Spina iliaca posterior superior gegenüber dem Sakrum beim Anheben des gleichseitigen Beines.

Durchführung

Der Untersucher sitzt hinter dem stehenden Patienten und sucht mit dem Daumen die Spina iliaca posterior superior und auf gleicher Höhe die Crista sacralis mediana (Abb. 40a). Der Patient hebt das gleichsinnige Bein etwas vom Boden ab. Bei normaler Situation gleitet die Spina nach kaudal (Nutation; Abb. 40b).

Aussage

Ein fehlender Rücklauf ist ein Hinweis auf eine Störung der Beweglichkeit des ISG.

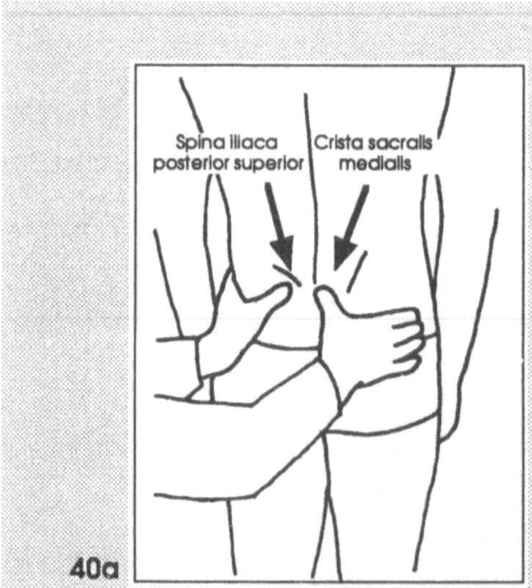

40a

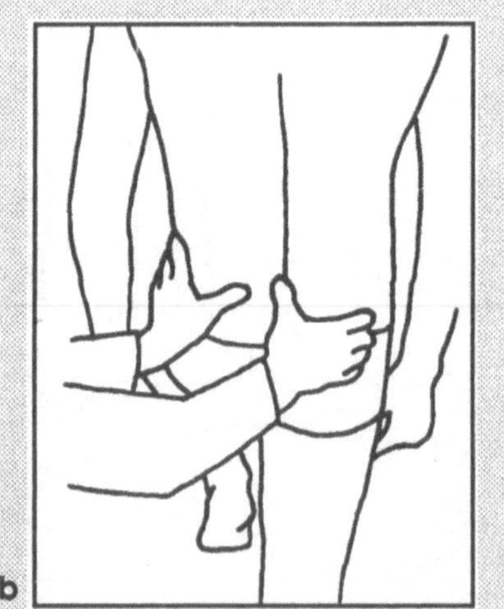

40b

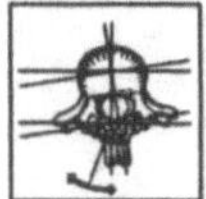

• Patrick- (Kubis-)Test

Definition

Der Patrick- (Kubis-)Test (Hyperabduktionstest) ist ein Spannungsphänomen bei Flexions-, Abduktions- und Außenrotationsbewegung der Hüfte.

Durchführung

Der Patient liegt entspannt auf dem Rücken. Der Untersucher fixiert auf der einen Seite das Becken, das andere Bein wird im Knie und Hüftgelenk gebeugt und die Ferse auf oder an das gegenseitige Knie gelegt (Abb. 41). Nach geführtem Ablegen wird die Distanz zwischen Patella und Tischrand gemessen, das Endgefühl registriert und beides mit der anderen Seite verglichen.

Aussage

Der Test ist bei Verkürzung oder Verspannung der Adduktoren und/oder des M. psoas, bei einer Hüftgelenkstörung und/oder Iliosakralgelenkstörung positiv.

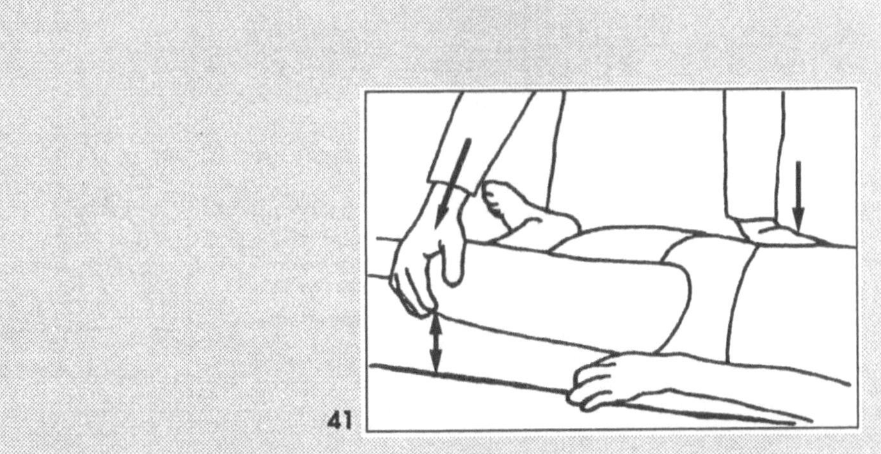

41

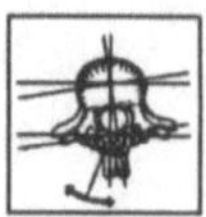

• Extension der LWS in Seitenlage

Definition Beim Aufsetzen aus Rückenlage kommt es zum Vorschub eines Beines.

Durchführung Der liegende Patient richtet sich zum Langsitz auf; der Knöchelstand wird verglichen.

Aussage Das Phänomen der variablen Beinlänge weist auf eine Beckenverwringung hin.

30

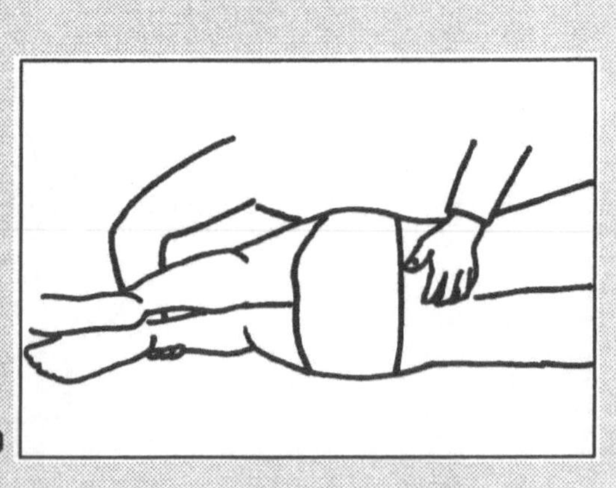

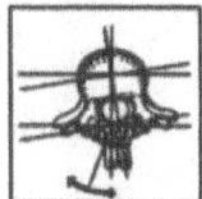

• 3-Phasen-Hyperextensionstest

Definition

Schrittweise Untersuchung zur Differenzierung von Schmerzen aus Hüftgelenk, Iliosakralgelenk, lumbosakralem Übergang oder Hüftbeugemuskulatur.

Durchführung

In Bauchlage wird das gestreckte Bein in die Extension mit exakter Fixierung, zuerst oberhalb des Hüftgelenks, danach des Kreuzbeins und der LWS geführt.

Aussage

Hinweis auf Funktionsstörung in einem oder in mehreren der genannten Gelenke.

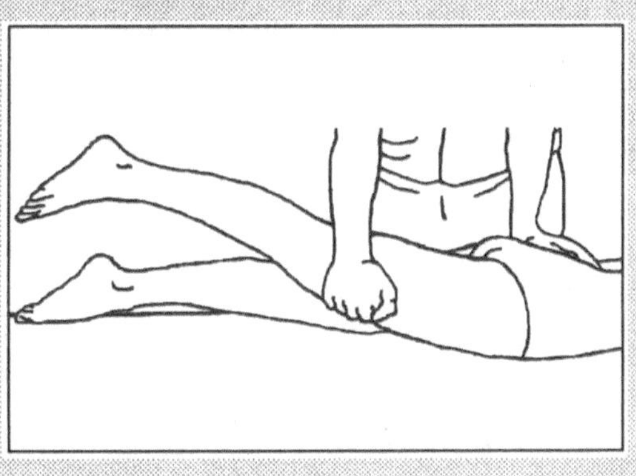

43

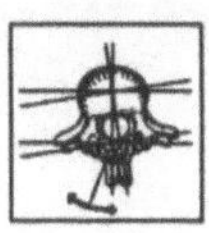

III. THERAPIE

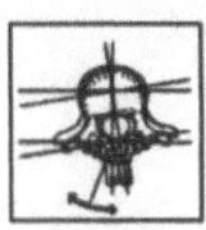

A. HALSWIRBELSÄULE

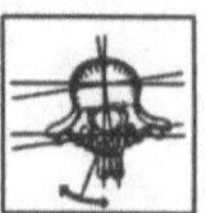

• Traktionsmobilisation C0/C1 im Sitzen aus Neutralstellung

Ziel

Behebung einer hypomobilen Funktionsstörung C0/C1.

Durchführung

Der Patient sitzt. Es erfolgt eine Traktion des Okziput nach kranial in leichter Inklinationsstellung. Auch möglich in Schmerzschonhaltung des Patienten.

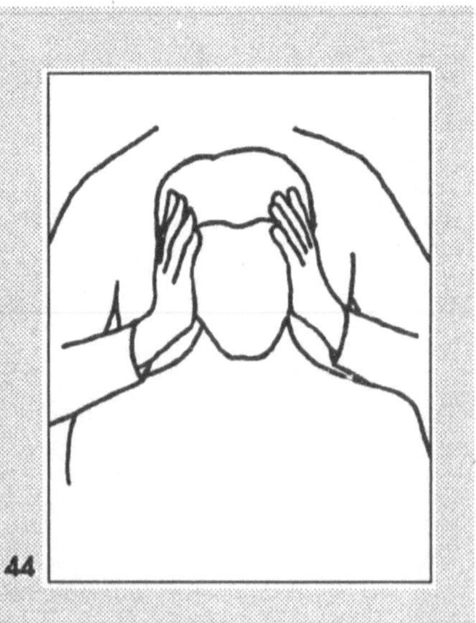

44

• *Traktionsmobilisation C0/C1 bei verriegelter HWS*

Ziel

Behebung einer hypomobilen Funktionsstörung C0/C1.

Durchführung

Die HWS wird zur Gegenseite geneigt und in Richtung des Therapeuten rotiert, um sie von unten her bis C1 zu verriegeln. Über die Handkante am Okziput der Gegenseite und dem Thorax des Therapeuten erfolgt eine Traktion im Gelenk C0/C1 auf der dem Therapeuten zugewandten Seite.

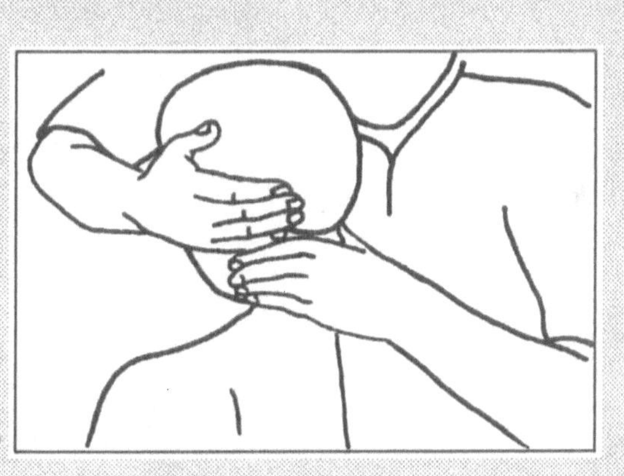

45

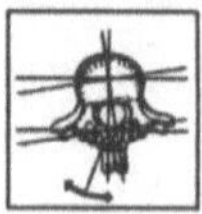

• Traktionsmobilisation C0/C1 im Liegen

Ziel

Behebung einer hypomobilen Funktionsstörung C0/C1.

Durchführung

Der Patient liegt auf dem Rücken. Es wird aus einer spannungsfreien Lagerung gearbeitet. Der Kopf wird über das Okziput oder das Kinn und Okziput nach kranial gezogen.

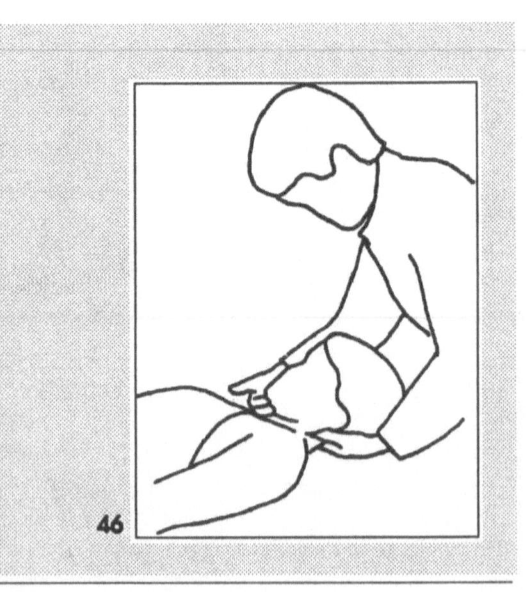

46

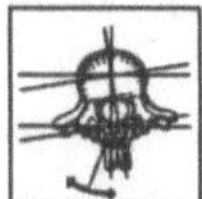

• Traktionsmanipulation C0/C1 im Sitzen (Technik 1)

Ziel

Behebung einer hypomobilen Funktionsstörung C0/C1.

Durchführung

Der Patient sitzt. Die HWS wird in Rotation und Seitneigung und C0/C1 in Retroflexion gebracht. Der Daumen wird auf C1/C2 gesetzt. Der Impuls wird am Okziput nach kranial gerichtet.

47

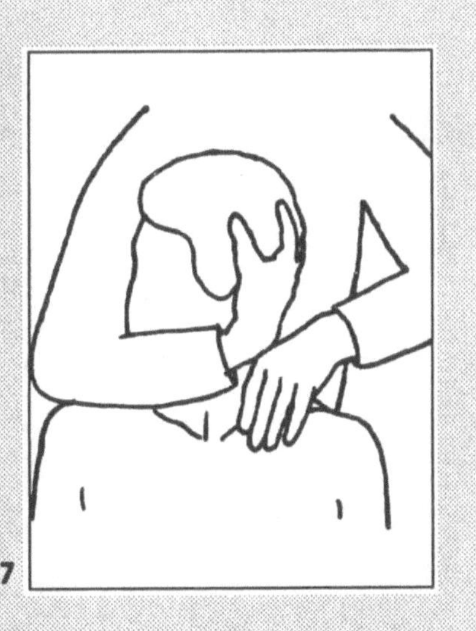

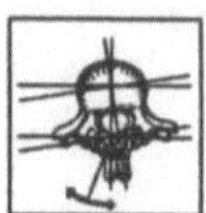

• Traktionsmanipulation C0/C1 im Sitzen (Technik 2)

Ziel

Behebung einer hypomobilen Funktionsstörung C0/C1.

Durchführung

Der Patient sitzt. Die HWS wird seitgeneigt und gegenläufig rotiert. C1 wird durch die Hand des Therapeuten fixiert. Es erfolgt ein Traktionsimpuls auf das dem Therapeuten zugewandte Gelenk C0/C1.

48

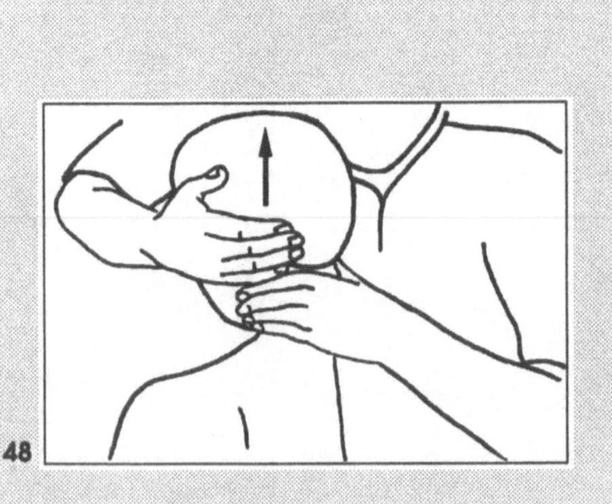

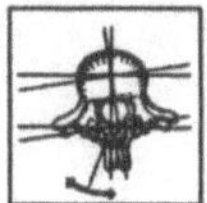

• Mobilisation der eingeschränkten Anteflexion C0/C1 im Sitzen

Ziel

Behebung einer hypomobilen Funktionsstörung C0/C1 bei hypomobiler Störung der Anteflexion C0/C1.

Durchführung

Der Patient sitzt. Die HWS ist in Neutralstellung. Der Therapeut fixiert C1. Die Okziputkondylen werden auf C1 nach dorsal geschoben.

Es kann auch mit Gegenbewegung des Atlas gearbeitet werden.

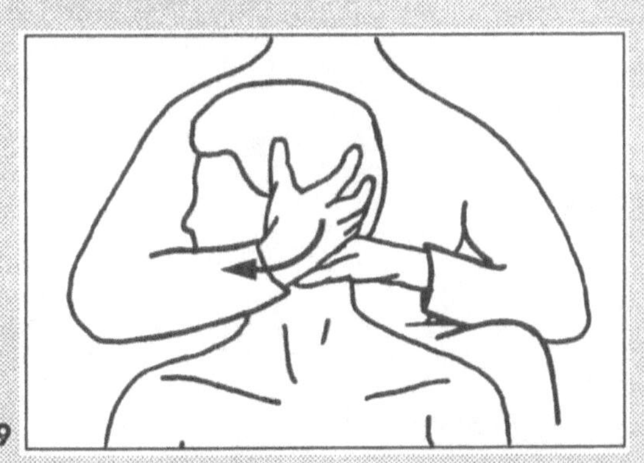

49

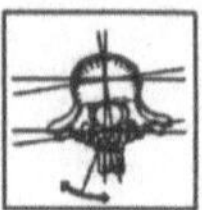

• Mobilisation der eingeschränkten Retroflexion C0/C1 im Sitzen

Ziel

Behebung einer hypomobilen Funktionsstörung C0/C1 bei hypomobiler Störung der Retroflexion C0/C1.

Durchführung

Der Patient sitzt. C1 wird fixiert und mit der unteren HWS rotiert. Das Okziput wird auf C1 nach ventral gezogen.

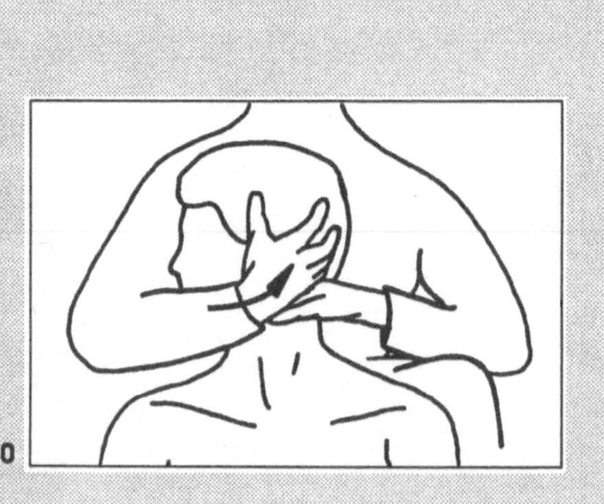

50

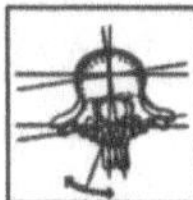

• Mobilisation der eingeschränkten Anteflexion C0/C1 im Liegen

Ziel

Behebung einer hypomobilen Funktionsstörung C0/C1 bei hypomobiler Störung der Anteflexion C0/C1.

Durchführung

Der Patient liegt auf dem Rücken. Die eine Hand des Therapeuten fixiert C1. Die andere Hand zieht das Okziput kranialwärts. Die Schulter des Therapeuten liegt ventral an der Stirn oder am Kinn. Die Okziputkondylen werden durch den Zug am Hinterhaupt auf C1 nach dorsal geschoben.

In gleicher Ausgangsstellung sind Mobilisationstechniken durch geführte Muskelaktion des Patienten möglich.

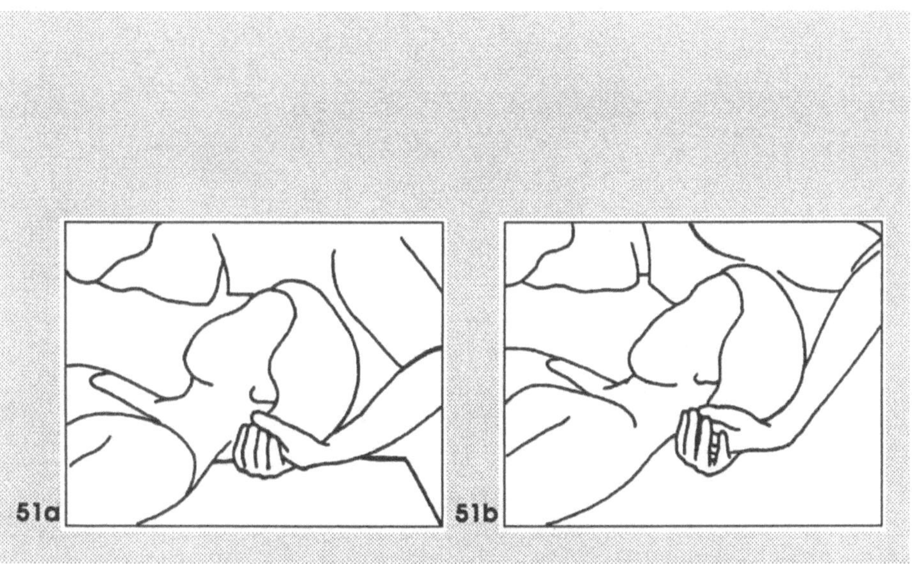

51a 51b

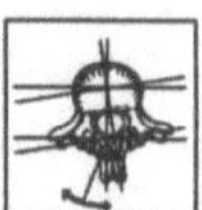

• Mobilisation der eingeschränkten Retroflexion C0/C1 im Liegen

Ziel

Behebung einer hypomobilen Funktionsstörung C0/C1 bei hypomobiler Störung der Retroflexion C0/C1.

Durchführung

Der Patient liegt auf dem Rücken. C1 wird mit der HWS rotiert. Die Hand des Therapeuten schiebt das Okziput auf den Atlas nach ventral.

In gleicher Ausgangsstellung sind Mobilisationstechniken durch geführte Muskelaktion, des Patienten möglich.

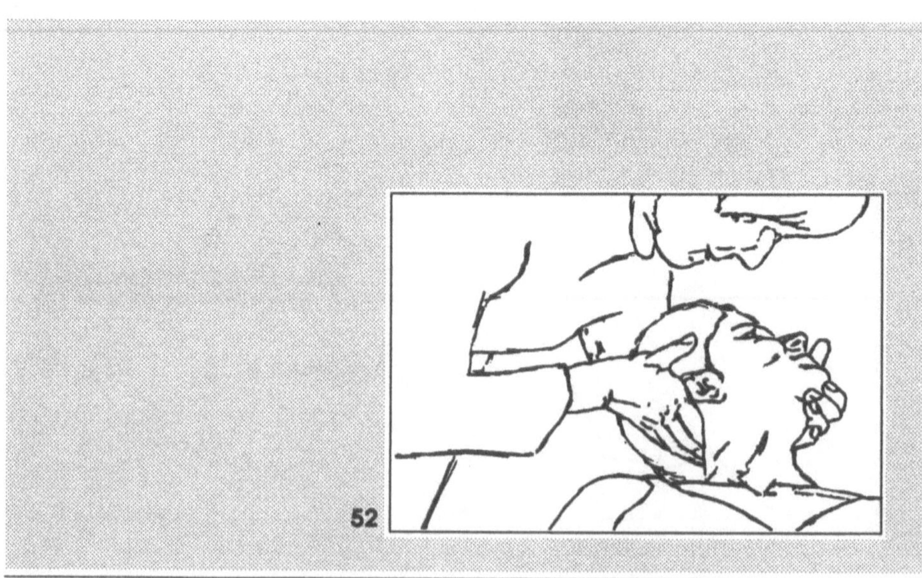

52

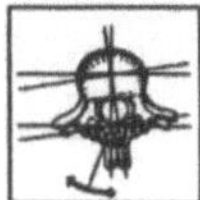

• Seitneigungsmobilisation C0/C1 im Liegen

Ziel

Behebung einer hypomobilen Funktionsstörung C0/C1.

Durchführung

Der Patient liegt. Der Kopf wird passiv rotiert. Die untenliegende Hand des Therapeuten zieht in Seitneigung, die andere Hand schiebt am Jochbein kaudalwärts.

In gleicher Ausgangsstellung sind Mobilisationstechniken durch geführte Muskelaktion des Patienten möglich.

53

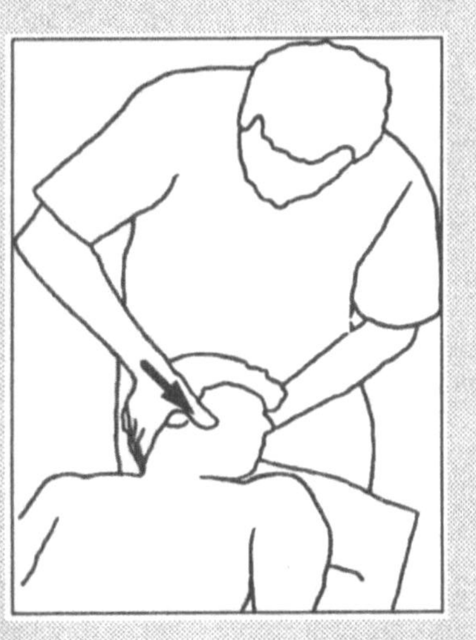

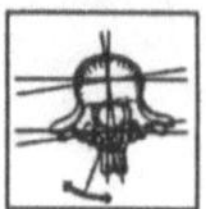

• Seitneigungsmanipulation C0/C1 im Sitzen

Ziel

Behebung einer hypomobilen Funktionsstörung C0/C1.

Durchführung

Entspricht der Technik der Traktionsmobilisation mit leichter Betonung der Seitneigungskomponente.

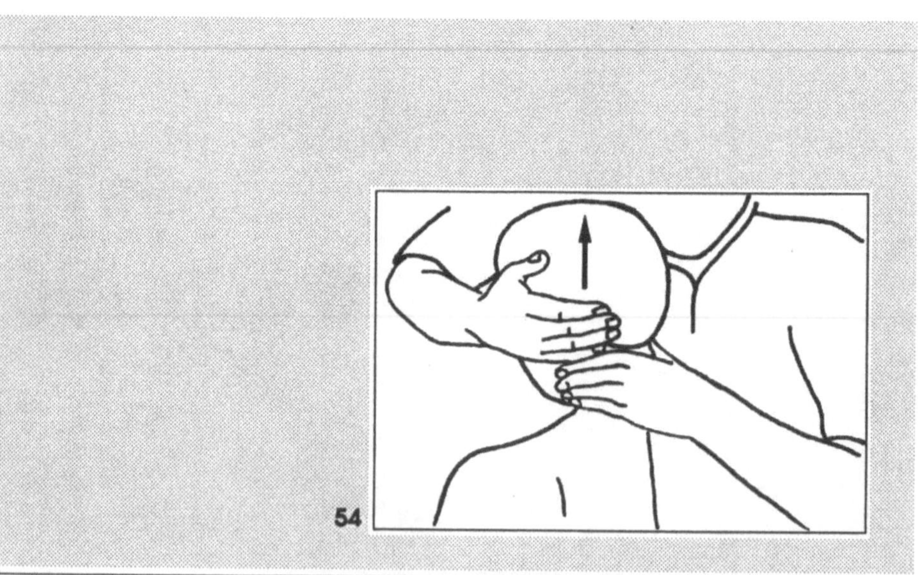

54

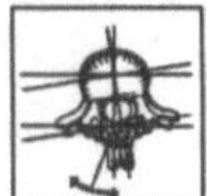

• Seitneigungsmanipulation C0/C1 im Liegen

Ziel

Behebung einer hypomobilen Funktionsstörung C0/C1.

Durchführung

Der Patient liegt auf dem Rücken. Der Therapeut steht seitlich vom Patienten; dessen Kopf liegt auf seinem Unterarm. Er rotiert den Kopf von sich weg bis an die beginnende Spannung. Die von kaudal kommende Hand nimmt Kontakt am Okziput hinter dem Mastoid. Der Kopf wird bei C1 in leichte Seitneigung geführt. Die Manipulation wird in Richtung der gegenüberliegenden Kondyle durchgeführt.

55

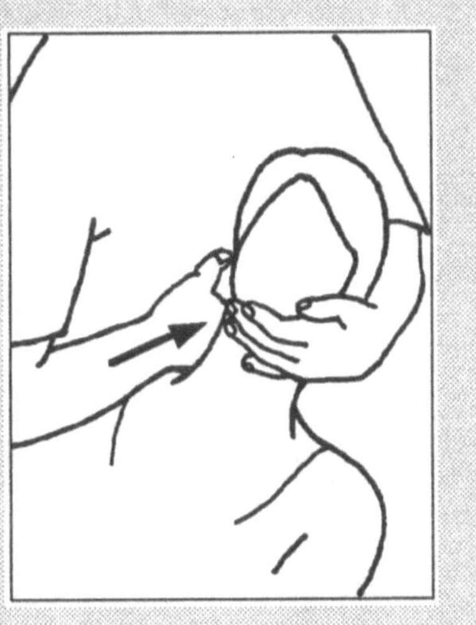

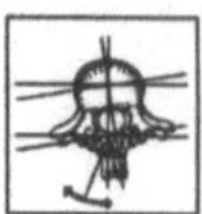

• Rotationsmanipulation C0/C1 im Sitzen

Ziel

Behebung einer hypomobilen Funktionsstörung C0/C1.

Durchführung

Der Patient sitzt. Ellbogenhang* durch den Therapeuten unter Fixation des Okziput in Vorrotation von ca. 15° in die Manipulationsrichtung und Lateralflexion von ca. 15° zur Gegenseite. Die radiale Zeigefingerkante der Manipulationshand liegt am hinteren Atlasbogen und übt einen Rotationsimpuls zur Seite des Hangarmes aus.

* Der «Ellbogenhang» ist eine der möglichen Techniken, den Kopf zu halten, in eine Ausgangsstellung für die Manipulation zu bringen und gleichzeitig dosierte Traktion auszuüben.

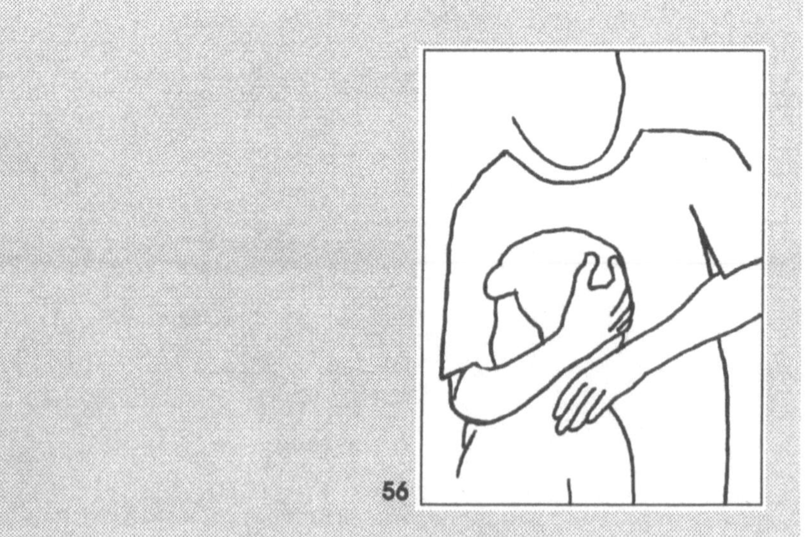
56

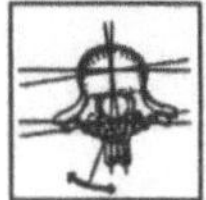

• Traktionsmobilisation C1/C2 im Liegen

Ziel

Behebung einer hypomobilen Funktionsstörung C1/C2.

Durchführung

Werden die Hände des Therapeuten von hinten unten an C1 gelegt, wird die Traktion – geführt wie bei C0/C1 beschrieben – stärker das Segment C1/C2 erreichen.

57

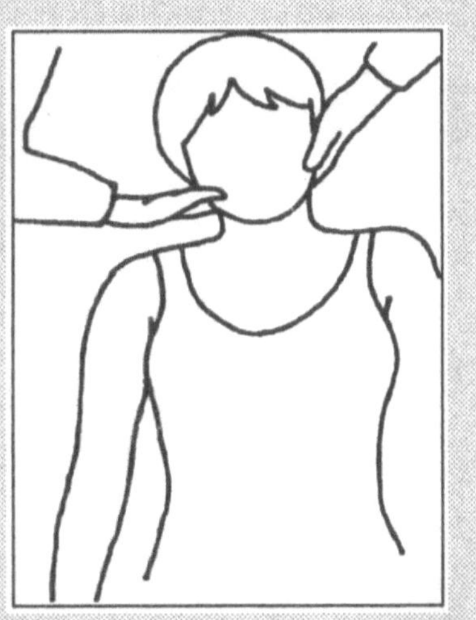

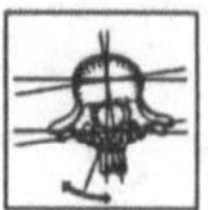

• Rotationsmobilisation C1/C2

Ziel

Behebung einer hypomobilen Funktionsstörung C1/C2.

Durchführung

Der Patient sitzt. Eine Hand fixiert die Axis. Die andere Hand führt das Okziput einschließlich Atlas bis an die Bewegungsgrenze in Mobilisationsrichtung (reine axiale Rotation), alternativ nur bis zum Spannungsbeginn. Es wird repetitiv im Rotationssinne mobilisiert.

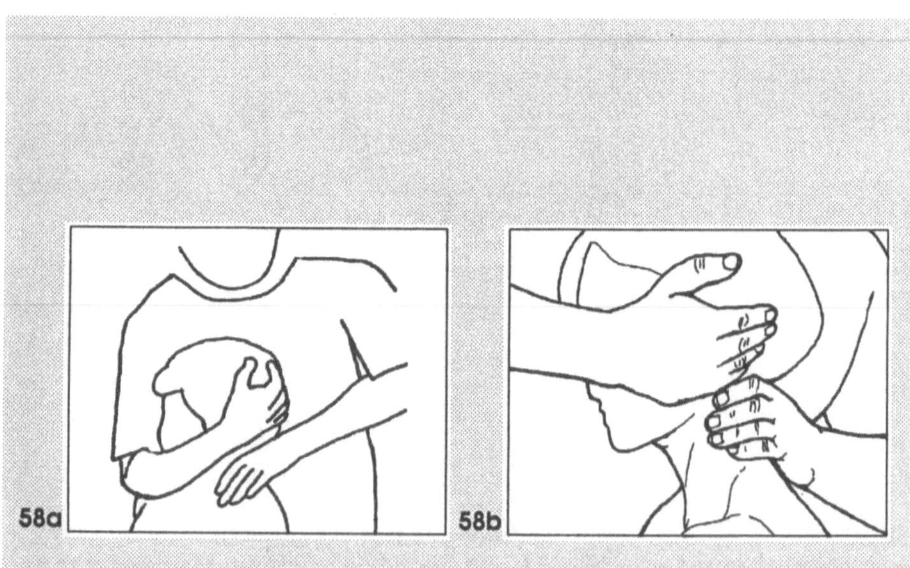

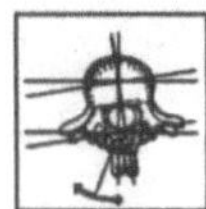

• Aktive Mobilisation der Rotation C1/C2

Ziel

Behebung einer hypomobilen Funktionsstörung C1/C2 bei hypomobiler Störung der Rotation von C1/C2.

Durchführung

Der Patient sitzt. Die Fixationshand wird im Gabelgriff von hinten an den Bogen C2 geführt. Der Kopf wird bis zur beginnenden Spannung in die Rotationsrichtung bewegt. Die Mobilisation erfolgt nach Vorbereitung durch Anspannung in die Gegenrichtung oder durch Blick in die Gegenrichtung. Die mobilisierende Kraft wird durch Blickwendung in die gestörte Rotationsrichtung zustande gebracht.

Alternativ ist die Mobilisation durch Blickwendung in vertikaler Richtung und durch Atmungskopplung zu erreichen.

59

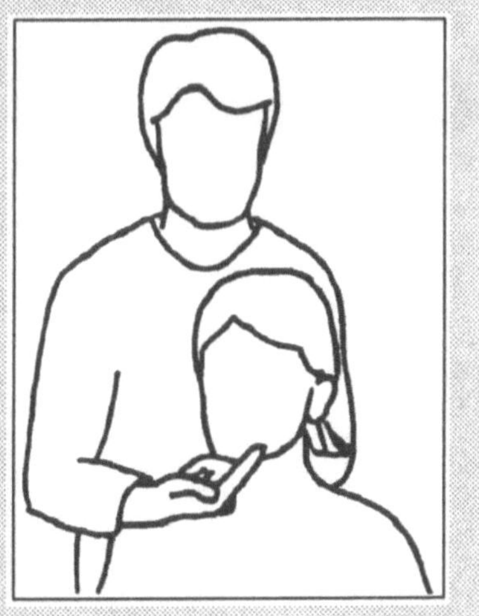

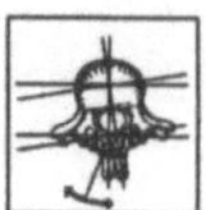

• Rotationsmanipulation C1/C2

Ziel

Behebung einer hypomobilen Funktionsstörung C1/C2.

Durchführung

Der Patient sitzt. Das Okziput und der Atlas werden mit dem Ellbogenhang unter leichter Traktion gehalten. Die andere Hand des Therapeuten wird im Tiefenkontakt auf der Seite der eingeschränkten Rotation auf den Gelenkfortsatz C2 gelegt. Der Kopf wird mit dem Atlas in die freie Richtung bis an die Bewegungsgrenze rotiert und C2 in die gleiche Richtung manipuliert.

Alternativ zur Schonung der A. vertebralis wird die Behandlung mit 15° Vorrotation in Manipulationsrichtung und 15° Seitneigung zur Gegenseite durchgeführt.

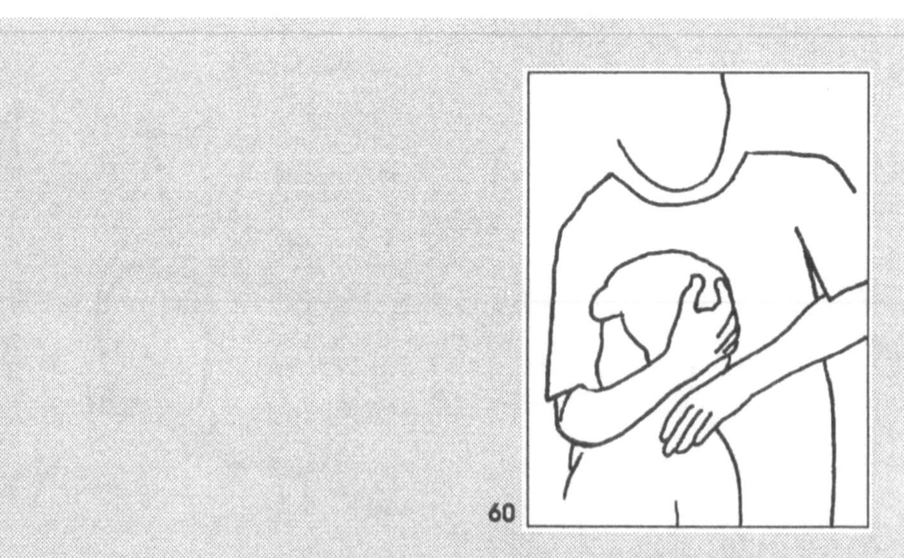
60

• Rotationsmanipulation C1/C2 in gegenläufiger Richtung

Ziel

Behebung einer hypomobilen Funktionsstörung C1/C2.

Durchführung

Der Therapeut hält den Kopf mit Hilfe des Ellbogenhangs. Der Kopf wird in Seitneigung zur eingeschränkten Seite geführt und zur Gegenseite rotiert. Die Manipulation erfolgt unter leichter Traktion durch geringe Verstärkung der Kopfrotation und gegenläufigem Schub durch den Daumen des Therapeuten auf den Dornfortsatz C2.

61

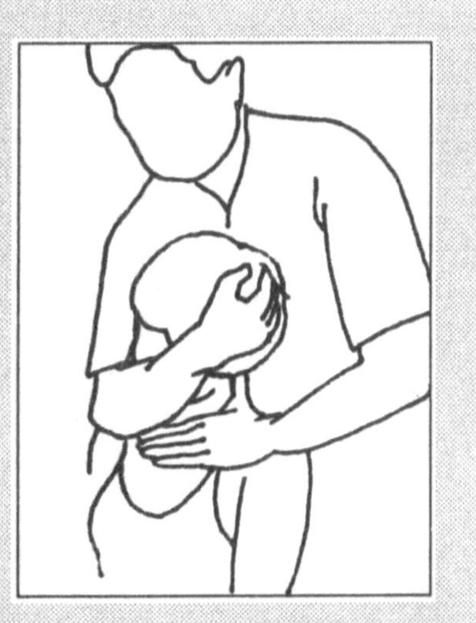

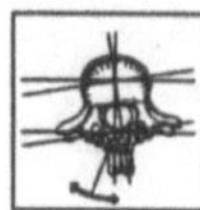

• Manipulation der gestörten Rotation C1/C2 durch Traktion

Ziel

Behebung einer hypomobilen Funktionsstörung C1/C2 bei hypomobiler Störung der Rotation von C1/C2.

Durchführung

Der Patient sitzt. C2 wird fixiert. C1 wird auf C2 bis zum Aufbau der Spannung rotiert, dann leicht zur Gegenseite geneigt. Nach Nachstellen der Rotation erfolgt ein Traktionsimpuls auf das dem Therapeuten zugewandte Gelenk (Abb. 62a).

Zum gleichen Zweck kann auch mit einem Finger auf C1 der Gegenseite durchgeführt werden (sog. Meistertechnik, Abb. 62b).

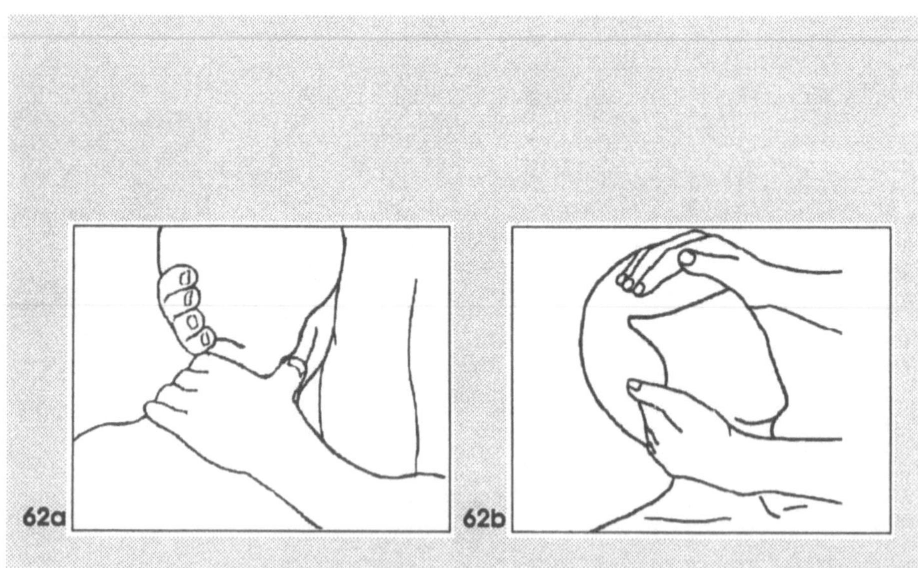

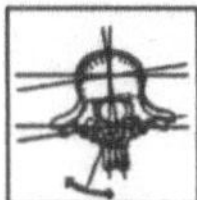

• Manipulation C1/C2 mit Traktionsseitneigungsschub im Liegen

Ziel

Behebung einer hypomobilen Funktionsstörung C1/C2.

Durchführung

Der Patient liegt auf dem Rücken. Der Therapeut umfaßt mit der Hand auf der abgewandten Seite den Kopf des Patienten und neigt ihn leicht zu sich hin ohne jegliche Rotation. Der Zeigefinger der Manipulationshand tastet auf der dem Therapeuten zugewandten Seite von kaudal an den Atlasquerfortsatz heran. Das Segment wird in Traktionsrichtung in Vorspannung gebracht. Der Manipulationsimpuls erfolgt auf der dem Therapeuten abgewandten Seite.

Eine analoge Behandlung ist am sitzenden Patienten möglich.

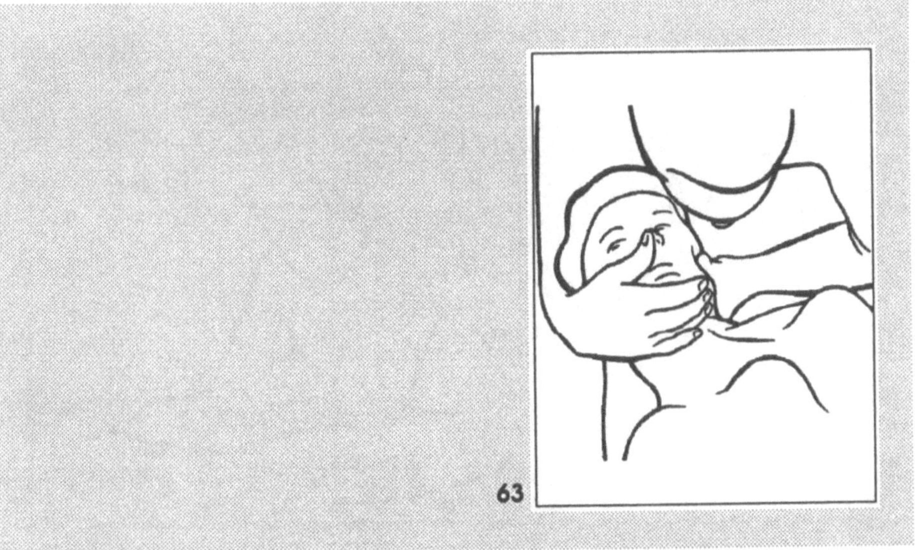

63

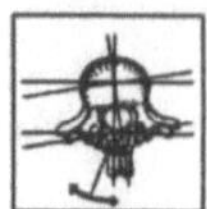

• Mobilisation C3 - C7 durch Traktion

Ziel

Behebung hypomobiler Funktionsstörungen C3 - C7.

Durchführung

Die Traktion in den tieferen HWS-Segmenten ist mit tieferem, für C1/C2 bereits beschriebenem Gegenhalt für die Segmente C3 - C7 möglich. Variante: der «gleitende Handglisson».

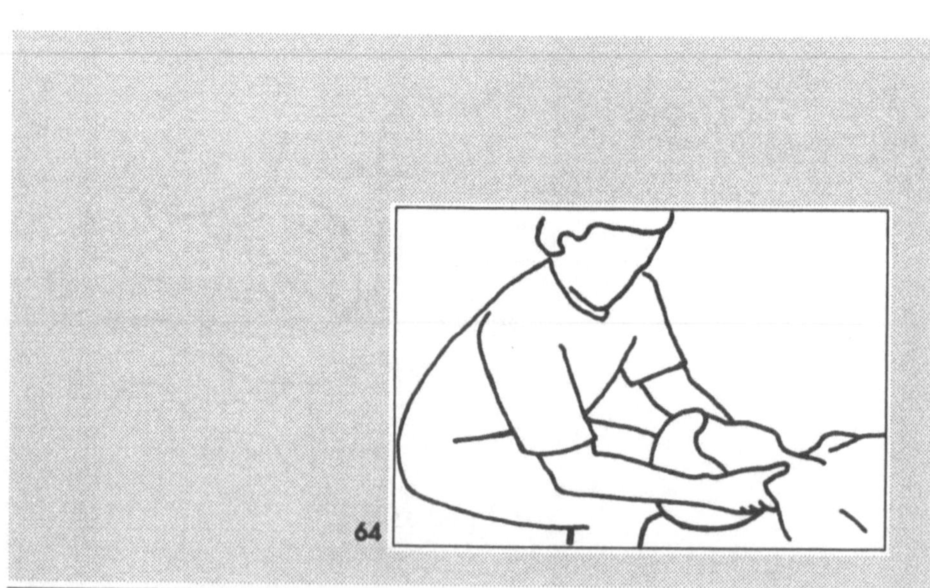

64

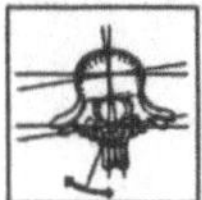

• Mobilisation oder Manipulation im Rotationssinn C3 - C7

Ziel

Behebung hypomobiler Funktionsstörungen C3 - C7 durch Detonisierung der Weichteile, Mobilisation oder Manipulation.

Durchführung

Der Patient sitzt. Der kraniale Wirbel wird nach einer Seite rotiert. Der kraniale Partner wird bei Mobilisation fixiert, bei Manipulation bewegt. Diese Technik ist auch als aktive Mobilisation durchführbar oder zu unterstützen.

Diese Technik läßt sich statt mit Rotation auch mit Einstellung in Seitneigung durchführen. Hierbei kommt es zu einem Klaffen des Gelenks auf der Seite des Therapeuten.

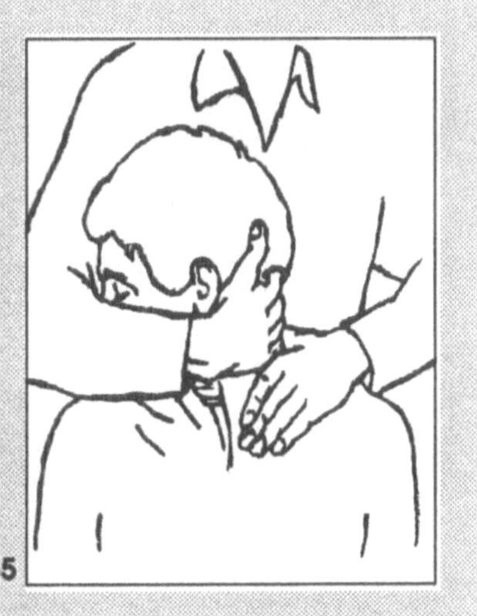

65

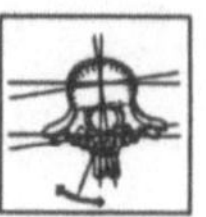

• *Mobilisation oder Manipulation im Rotationssinn mit Seitneigung C3 - C7*

Ziel

Behebung hypomobiler Funktionsstörungen C3 - C7 durch Detonisierung der Weichteile, Mobilisation oder Manipulation.

Durchführung

Der Patient sitzt. Der kaudale Wirbel wird fixiert. Der kraniale wird zur eingeschränkten Seite hin rotiert und zur Gegenseite geneigt. Unter Traktionsvorspannung erfolgt ein Impuls auf den kranialen Wirbel im Rotations- und Traktionssinn. Es kommt auf der dem Therapeuten zugewandten Seite zu einem Klaffen des Gelenks.

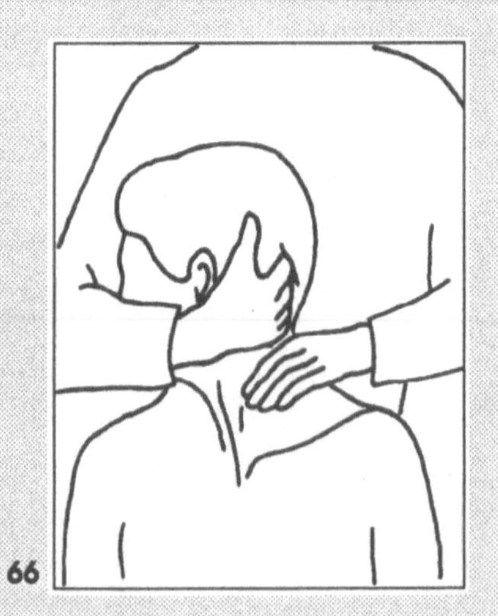

66

• Manipulation C3 - C7 mit Rotation im Sitzen

Ziel

Behebung hypomobiler Funktionsstörungen C3 - C7.

Durchführung

Der kraniale Wirbel des zu behandelnden Segments wird in die freie Richtung rotiert und fixiert, z. B. im Ellbogenhang. Der Rotationsimpuls erfolgt am kaudalen Wirbel in die gleiche Richtung.

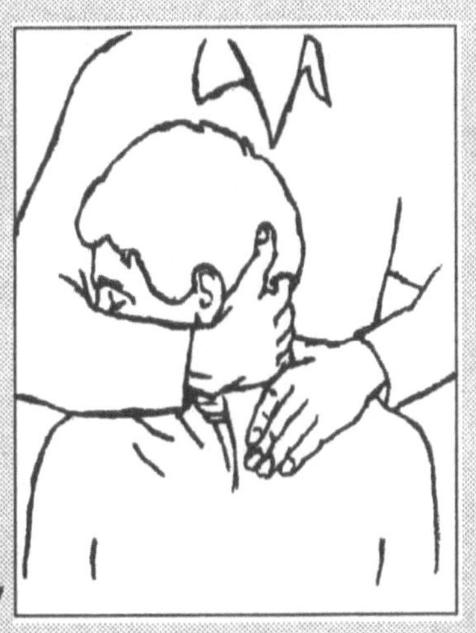

67

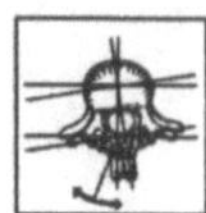

• Manipulation der gestörten Rotation und/oder Seitneigung C3 - C7 im Sitzen oder Liegen

Ziel

Behebung hypomobiler Funktionsstörungen C3 - C7 bei hypomobiler Störung der Rotation und/oder Seitneigung von C3 - C7.

Durchführung

Der Patient sitzt. Ein Finger des Therapeuten wird von vorn umgreifend gegenseitig auf den Gelenkfortsatz des kranialen Wirbels des zu behandelnden Segments gelegt. Es erfolgt eine Seitneigung vom Therapeuten weg bis zu dem zu behandelnden Segment, dann eine Verriegelung von kranial her durch gegensinnige Rotation. Der Manipulationsimpuls erfolgt im Rotations- und Seitneigungssinn, wobei die Manipulationsrichtung vom Befund abhängt.

Die Seitneigungs- und Rotationstechniken können auch im Liegen durchgeführt werden.

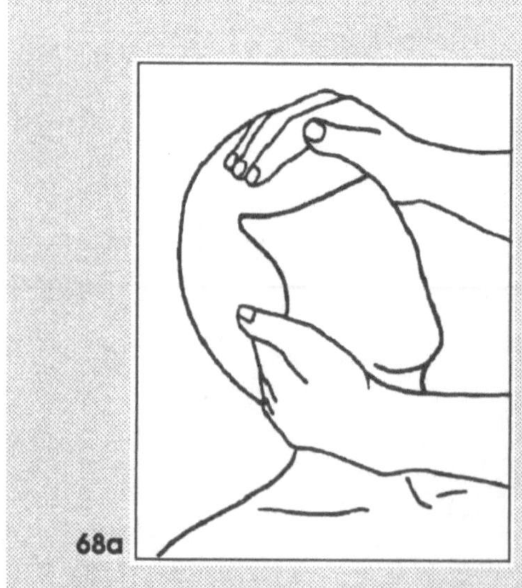

68a

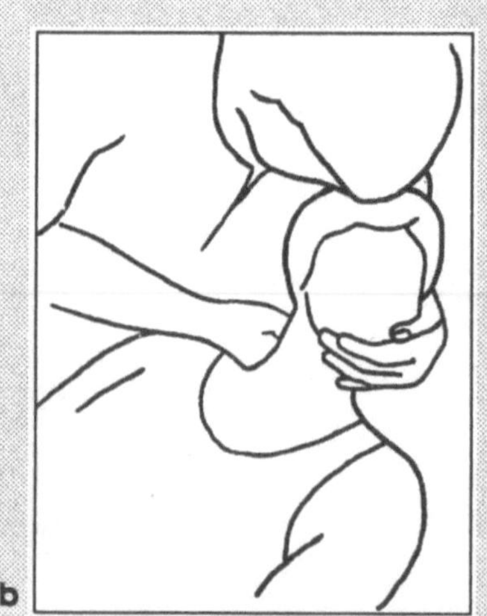

68b

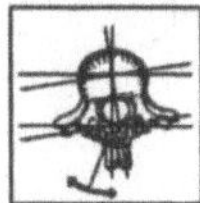

• Mobilisation C3 - C7 in lateraler Verschieberichtung im Sitzen oder Liegen

Ziel

Behebung hypomobiler Funktionsstörungen C3 - C7.

Durchführung

Der untere Partnerwirbel wird am Gelenk- und Dornfortsatz einer Seite gehalten. Der obere Partnerwirbel wird auf kleiner Strecke von einem Kontakt am Gelenkfortsatz und Dornfortsatz von der Gegenseite her dagegen verschoben. Die HWS muß aufgerichtet oder leicht retroflektiert gehalten werden.

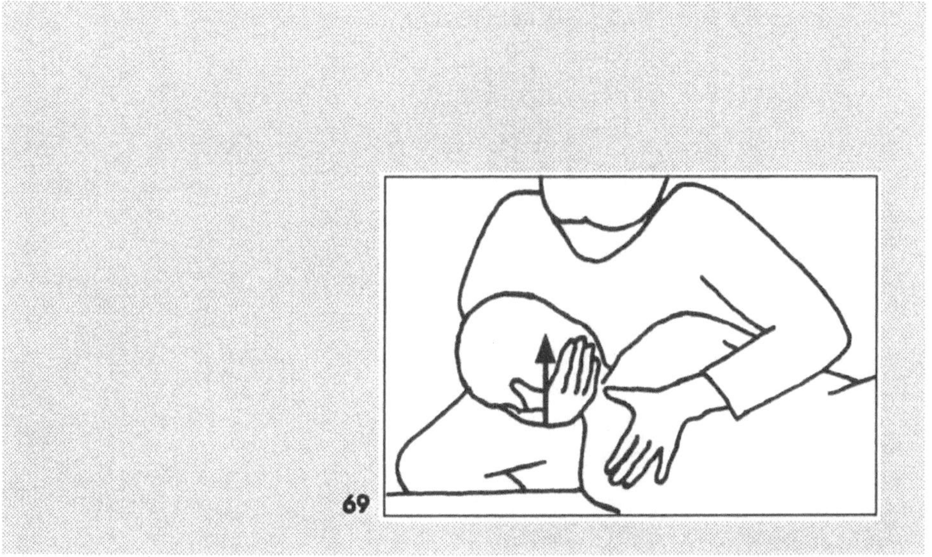

69

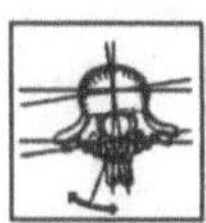

B. ZERVIKOTHORAKALER ÜBERGANG

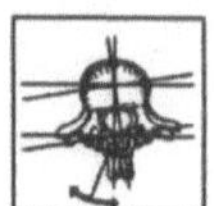

• Mobilisation C2 - Th4 in Divergenz oder Konvergenz

Ziel

Behebung hypomobiler Funktionsstörungen C2 - Th4.

Durchführung

Der Patient sitzt. Der kaudale Gelenkpartner des zu behandelnden Segments wird fixiert. Der kraniale Partner wird ein- oder doppelseitig in Divergenz- oder Konvergenzrichtung mobilisiert.

Die einseitigen Techniken lassen sich auch in Rükkenlage, die beidseitigen in Seitenlage durchführen.

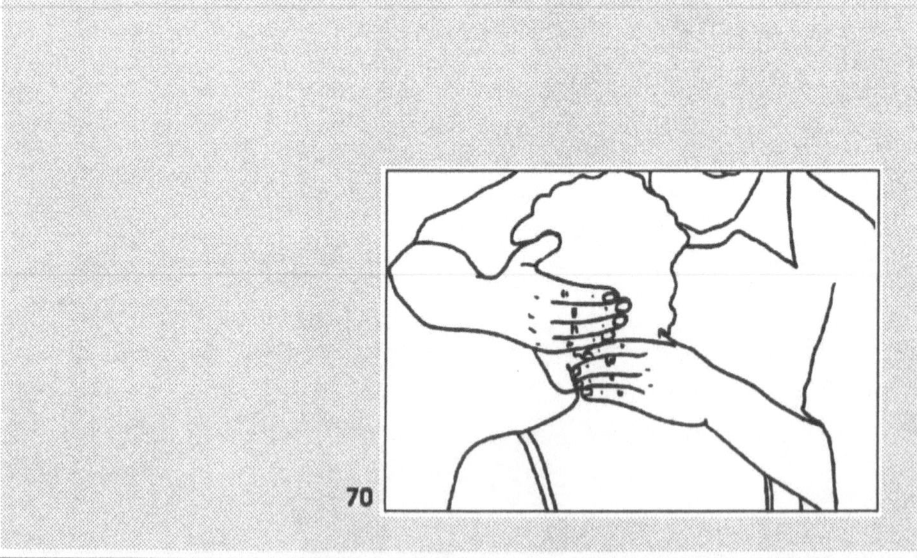

70

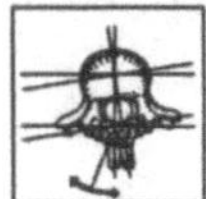

• Symmetrische Traktionsmanipulation des zervikothorakalen Übergangs

Ziel

Behebung einer hypomobilen Funktionsstörung des zervikothorakalen Übergangs.

Durchführung

Der Patient sitzt oder steht. Er hält seine Hände im Nacken. Der hinter dem Patient stehende Therapeut greift von ventral beidseits über die Oberarme des Patienten. Nach Kontakt am obenliegenden Dornfortsatz erfolgt unter Vermeidung einer Anteflexion der Halswirbelsäule die Traktionsmanipulation nach kranial im Sinne der Mitnehmertechnik.

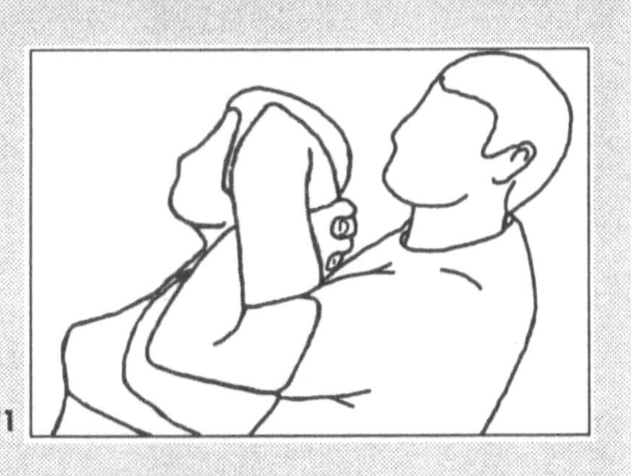

71

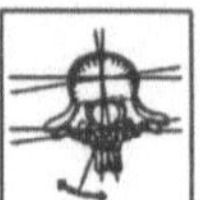

• Manipulation durch Rotationstraktion der unteren HWS und der oberen BWS

Ziel

Behebung einer hypomobilen Funktionsstörung des zervikothorakalen Übergangs.

Durchführung

Der Patient liegt auf dem Bauch. Der Therapeut steht daneben. Der Kopf wird zum Therapeuten geneigt und zur Gegenseite rotiert. Hierdurch wird die HWS von kranial her verriegelt. Die patientennahe Hand fixiert den Kopf, die andere Hand nimmt mit der Ulnarkante an der unteren HWS auf dem zu behandelnden Wirbel über den Gelenkfortsatz Kontakt auf. An der oberen BWS wird der Kontakt statt dessen mit der Daumenkuppe oder dem Daumenballen am Dornfortsatz aufgenommen. Der Therapeut macht einen Ausfallschritt, damit seine Manipulationshand am langgestreckten Arm einen Impuls überwiegend in Richtung Längsachse des Patienten ausüben kann. Die Hand am Kopf ist nur Haltehand.

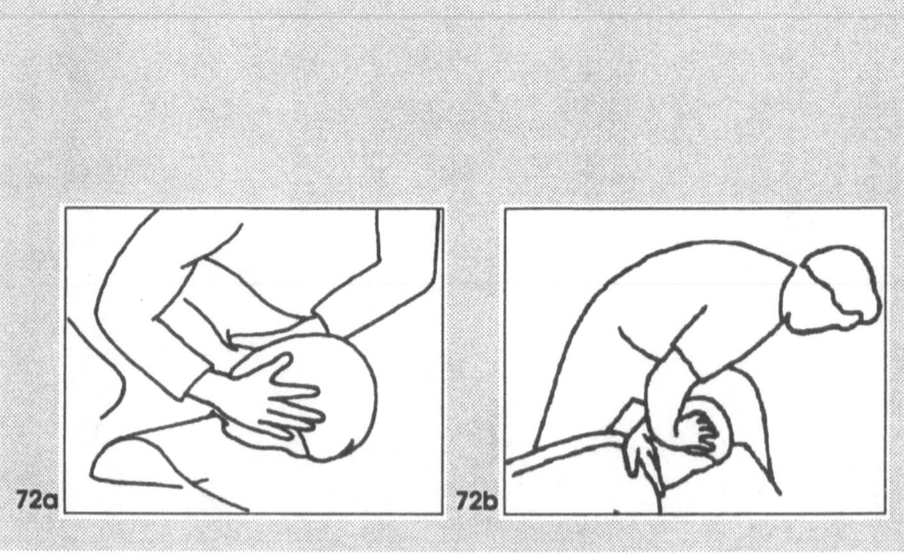

72a 72b

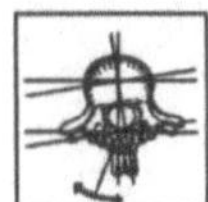

• Rotations-/Seitneigungsmanipulation am zervikothorakalen Übergang (Technik 1)

Ziel

Behebung einer hypermobilen Funktionsstörung des zervikothorakalen Übergangs.

Durchführung

Der Patient sitzt. Der Therapeut steht hinter ihm. Der Daumen des Therapeuten wird von der Seite gegen den Dornfortsatz des zu behandelnden kaudalen Gelenkpartners gelegt, der Kopf locker zur Seite der Manipulationshand geneigt. Das zu behandelnde Segment wird in den Scheitelpunkt der Krümmung eingestellt. Der Impuls erfolgt über den Daumen des Therapeuten auf den Dornfortsatz des kaudalen Gelenkpartners in horizontaler Richtung.

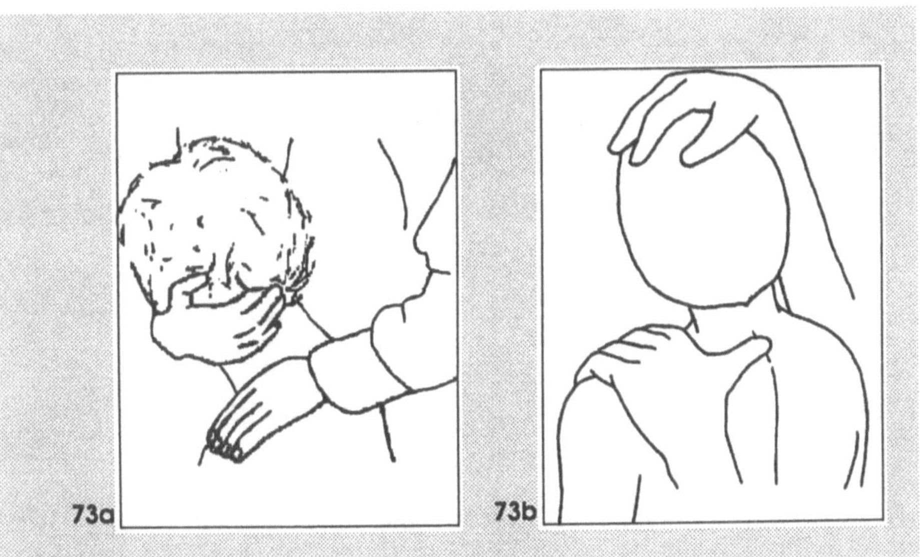

73a 73b

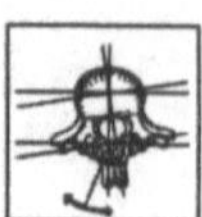

• Rotations-/Seitneigungsmanipulation am zervikothorakalen Übergang (Technik 2)

Ziel

Behebung einer hypomobilen Funktionsstörung am zervikothorakalen Übergang.

Durchführung

Der Patient sitzt entspannt, im zervikothorakalen Übergang leicht kyphosiert. Der Daumen der einen Hand des Therapeuten wird von der Seite auf den zu mobilisierenden Dornfortsatz gelegt. Mit der anderen Hand greift der Therapeut um den Hals, wobei der Hypothenar Tiefenkontakt mit dem Gelenkfortsatz des kranialen Wirbels des zu manipulierenden Segments aufnimmt. Mit der fixierenden Hand wird eine axiale Traktion unter Seitneigung und Rotation zur Gegenseite ausgeführt. Während der Exspiration wird ein Impuls auf den Dornfortsatz des kaudalen Wirbels ausgeübt.

74

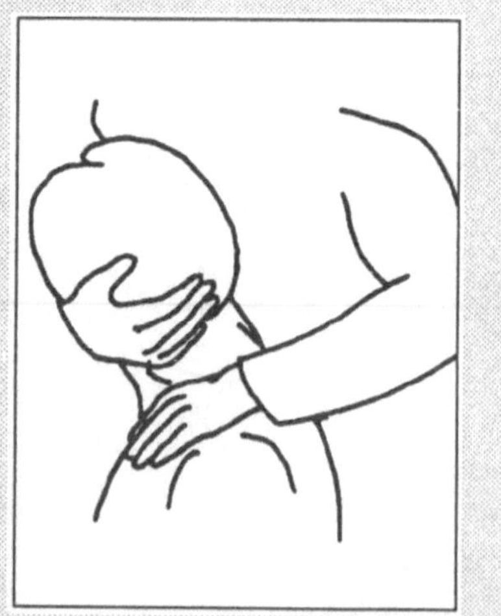

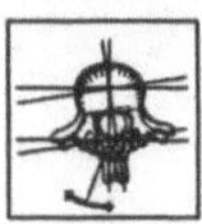

C. BRUSTWIRBELSÄULE

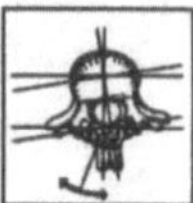

• Gezielte Manipulation von Th1 oder Th2

Ziel

Behebung einer hypomobiler Funktionsstörung von Th1 oder Th2.

Durchführung

Gleiche Ausgangsstellung wie beim vorherigen Griff. Ein gezielter Impuls erfolgt auf Th1 oder Th2 über den Dornfortsatz durch einen Daumenschub. Der Ausgleich der Halslordose erfolgt dabei durch Tiefhaltung des Kopfes.

75

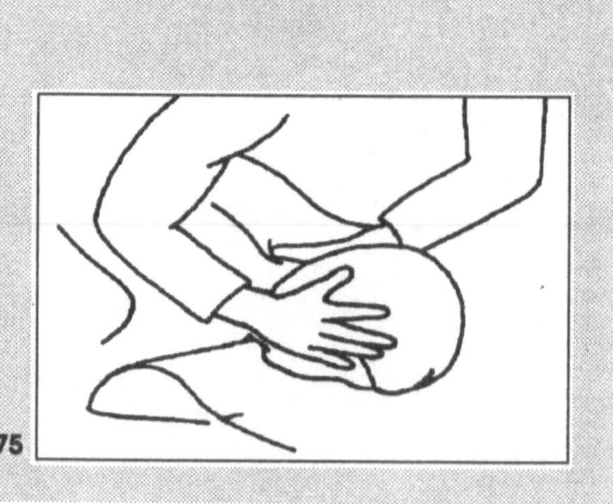

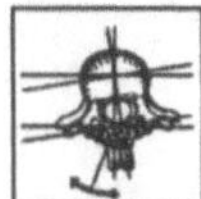

• Mobilisation der BWS durch tangentialen Schub

Ziel

Behebung einer hypomobiler Funktionsstörungen im Bereich der BWS.

Durchführung

Der Patient liegt in kyphosierter Bauchlage. Der Scheitelpunkt der Kyphose ist auf Höhe der zu mobilisierenden Region. Der Therapeut legt die Hände flächig über beide Querfortsätze, die Vorderarme tangential zur Wirbelsäule. Die Manipulation erfolgt am Ende der Exspirationsphase durch einen tangentialen, nach kranial gerichteten Impuls der (manipulierenden) Hände.

Diese Technik kann auch repetitiv-mobilisierend durchgeführt werden.

76

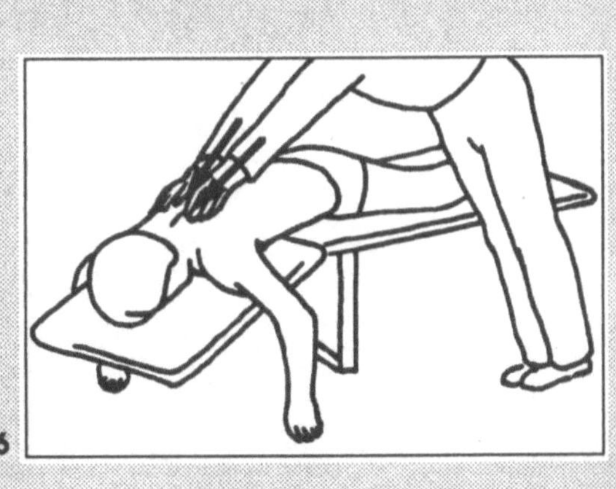

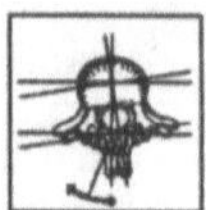

• Traktionsmanipulation der BWS

Ziel

Behebung einer hypomobiler Funktionsstörungen im Bereich der BWS.

Durchführung

Der Patient sitzt. Der Kyphosescheitel wird auf das zu manipulierende Segment eingestellt. Über den Oberkörper oder die Arme des Patienten wird ein nach kranial gerichteter Impuls auf den kranialen Gelenkpartner ausgeübt. Gegebenenfalls ist diese Technik auch mit Gegenhalt am kaudalen Partner möglich.

Diese Technik kann auch repetitiv-mobilisierend bzw. unter Anwendung neuromuskulärer Techniken durchgeführt werden.

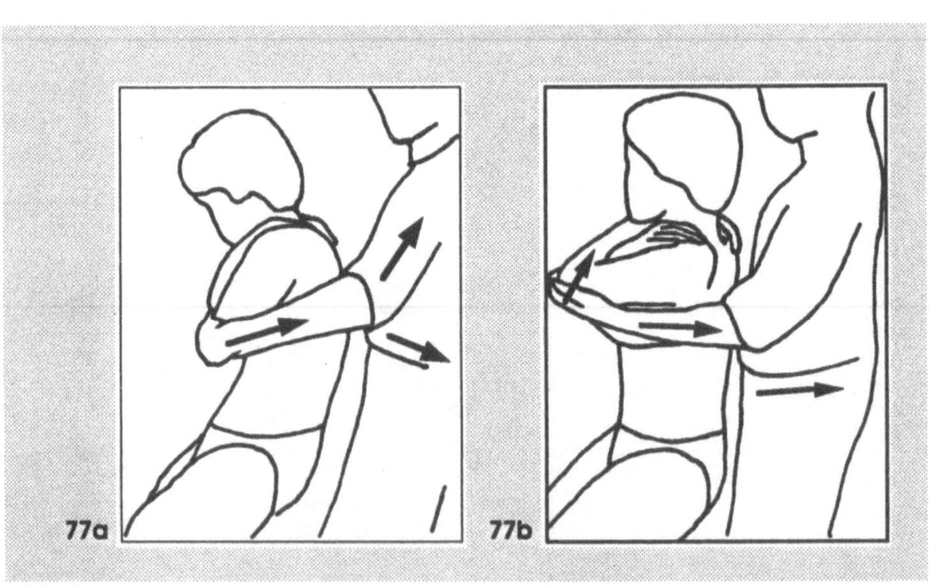

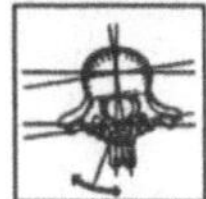

• Rotationsmobilisation/-manipulation der BWS: ventralisierender Kreuzhandgriff

Ziel

Behebung hypomobiler Funktionsstörungen im Bereich der BWS.

Durchführung

Der Patient ist in Bauchlage. Die BWS ist kyphosiert. Der Scheitelpunkt ist in der Nähe des zu behandelnden Segments. Die Hände des Therapeuten werden kreuzweise so übereinander gelegt, daß die Ossa pisiformia auf den gegenüberliegenden Querfortsätzen zweier benachbarter Wirbel zu liegen kommen. Der Impuls erfolgt in ventraler Richtung am Ende der Exspirationsphase wahlweise am kranialen oder kaudalen Gelenkpartner. Diese Technik kann auch repetitiv weich-mobilisierend durchgeführt werden.

78

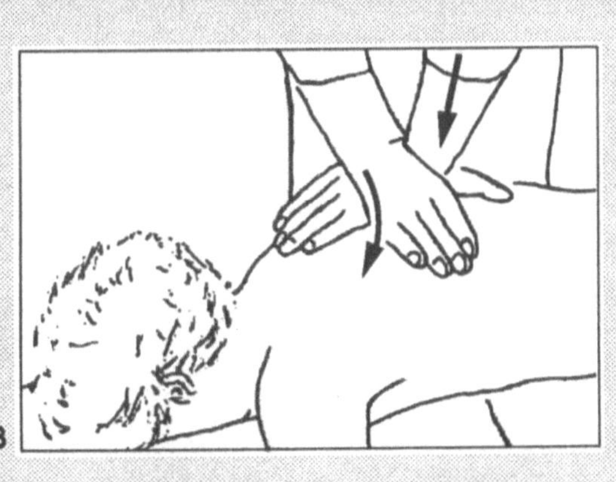

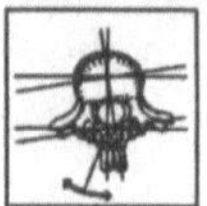

• Rotationsmobilisation/-manipulation der BWS: Rotationsmanipulation der BWS in Rückenlage

Ziel

Behebung hypomobiler Funktionsstörungen im Bereich der BWS.

Durchführung

Der Patient liegt auf dem Rücken. Der Therapeut unterstützt mit einer Hand die gegenüberliegenden Querfortsätze zweier benachbarter Wirbel. Das zu behandelnde Segment wird in den Kyphosenscheitel eingestellt. Der Impuls erfolgt durch den Oberkörper des Therapeuten über die vor dem Thorax verschränkten Arme des Patienten nach dorsal.

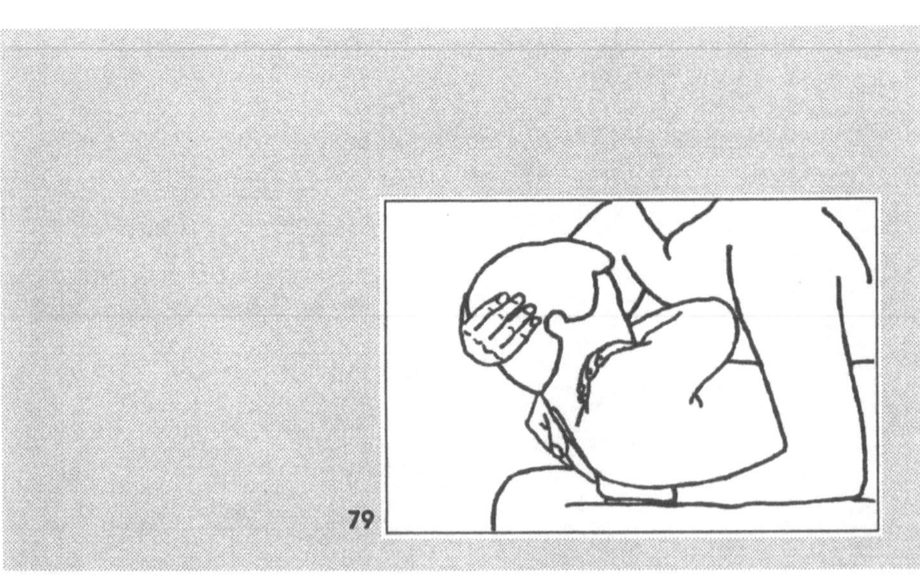

79

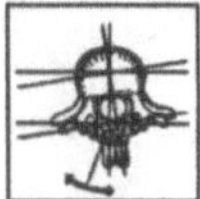

• Rotationsmanipulation der BWS im Sitzen oder Stehen

Ziel

Behebung hypomobiler Funktionsstörungen im Bereich der BWS.

Durchführung

Der Patient sitzt oder steht. Der Therapeut steht hinter ihm. Das zu behandelnde Segment wird in den Kyphosescheitel eingestellt. Nach Aufnahme eines festen Tiefenkontaktes über den Querfortsatz des kranialen Wirbels auf der gesperrten Seite wird ein ventrokranialer Impuls ausgeübt.

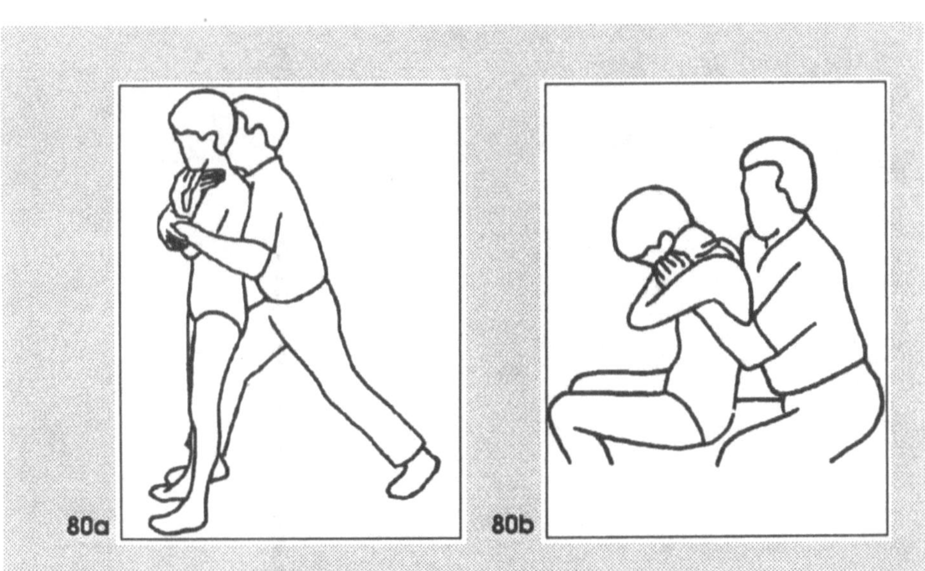

80a 80b

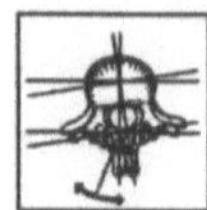

• *Rotationsmanipulation der BWS und des thorakolumbalen Übergangs: Mitnehmertechnik*

Ziel

Behebung hypomobiler Funktionsstörungen im Bereich der BWS und des thorakolumbalen Übergangs.

Durchführung

Der Patient sitzt. Die LWS und untere BWS wird in Lordose, Seitneigung und Rotation eingestellt, dabei liegt der Scheitel am zu behandelnden Segment. Die Behandlung erfolgt durch Schub am konvexseitigen Querfortsatz des kranialen Wirbels mit gleichzeitiger Rotationsverstärkung.

81

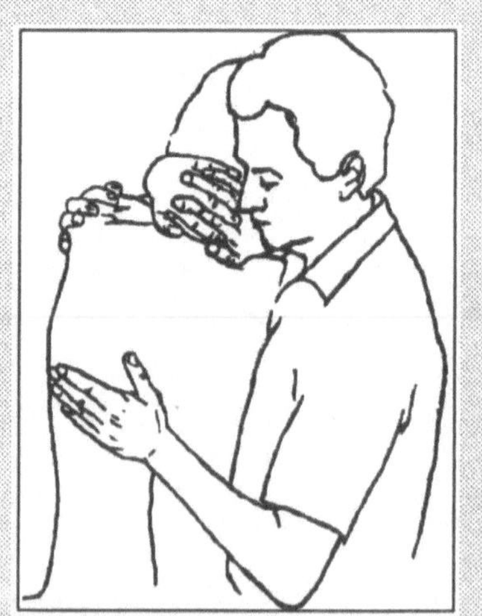

• Rotationsmanipulation der BWS und des thorakolumbalen Übergangs: Gegenhaltetechnik

Ziel

Behebung hypomobiler Funktionsstörungen im Bereich der BWS und des thorakolumbalen Übergangs.

Durchführung

Der Patient sitzt. Die BWS wird in Kyphose durch Seitneigung und gegensinnige Rotation verriegelt. Hierbei muß ein Gegenhalt am Dornfortsatz oder Querfortsatz des kaudalen Wirbels des zu behandelnden Segments gewährleistet werden. Die Behandlung erfolgt durch Verstärkung der Rotation.

82

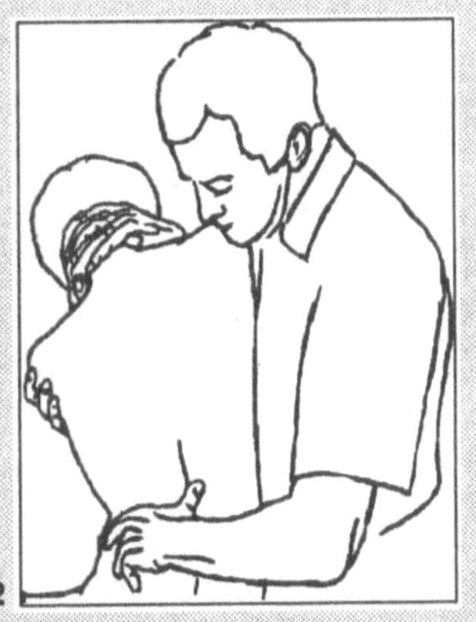

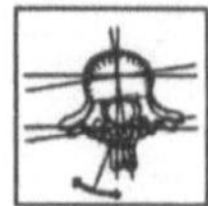

• Manipulation der BWS in Flexion oder Extension

Ziel

Behebung hypomobiler Funktionsstörungen im Bereich der BWS.

Durchführung

Der Patient liegt auf dem Rücken. Bei Behandlung in Flexion wird der kaudale Wirbel des zu behandelnden Segments beiderseits über den Querfortsatz fixiert. Der Impuls erfolgt durch den Oberkörper des Therapeuten über die vor dem Brustkorb verschränkten Arme des Patienten. Bei Behandlung in Flexionsrichtung wird in kranial-dorsaler Richtung (Abb. 83a), bei Behandlung der Extension in dorsaler Richtung (Abb. 83b) auf den kranialen Wirbel eingewirkt. Die Behandlung in Extension läßt sich auch im Sitzen durchführen.

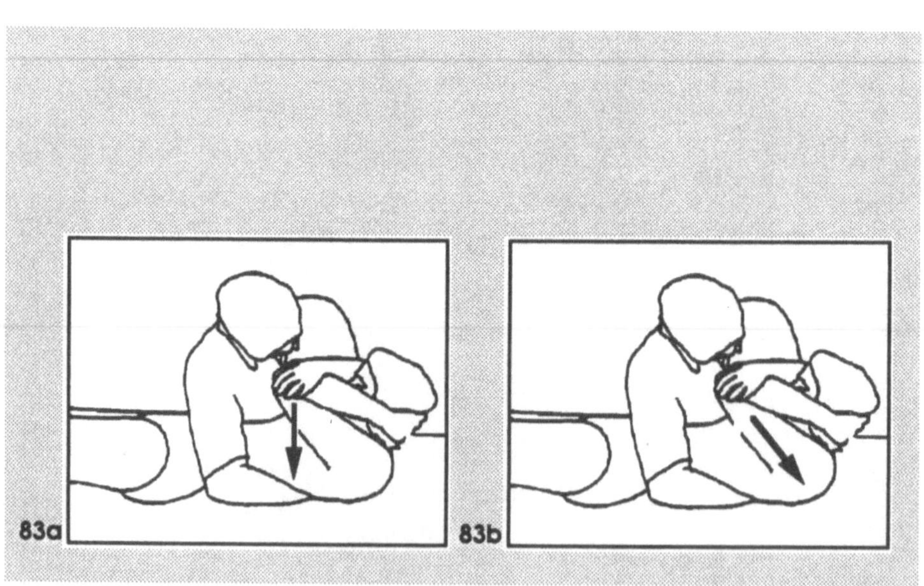

83a 83b

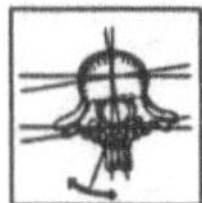

• Anteflexionsmobilisation der BWS mit neuromuskulären Techniken in Seitenlage

Ziel

Behebung hypomobiler Funktionsstörungen im Bereich der BWS.

Durchführung

Der Patient liegt in Seitenlage. Das Segment wird in Anteflexion eingestellt und am unteren Partner tastend gehalten. Aus dieser Stellung wird eine Extensionsspannung der Muskulatur durch Druck der Ellbogen kranialwärts gegen Widerstand erzeugt. Nach Relaxation wird der Entspannungsgewinn passiv am Segment neu eingestellt.

Diese Technik kann prinzipiell auch im Sitzen durchgeführt werden.

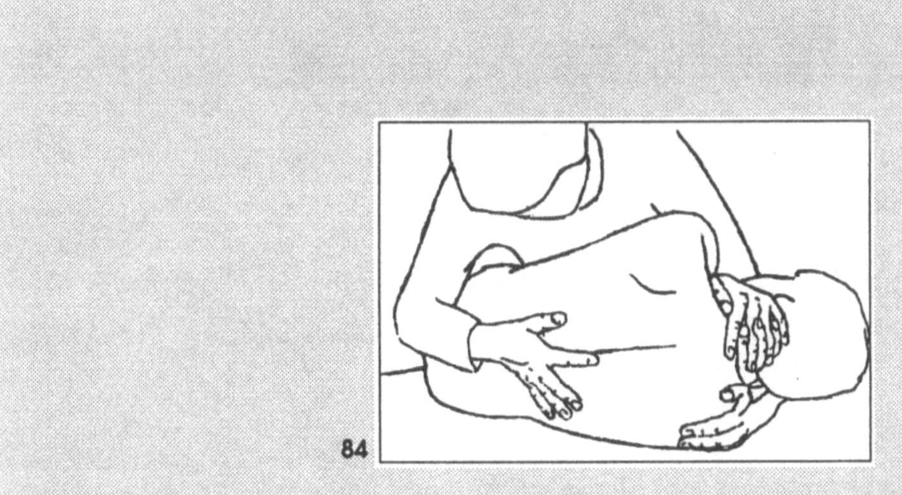

84

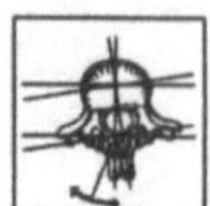

• Extensionsmobilisation der BWS mit neuromuskulären Techniken in Seitenlage

Ziel

Behebung hypomobiler Funktionsstörungen im Bereich der BWS.

Durchführung

Der Patient ist in Seitenlage. Das Segment wird in Extension eingestellt und am unteren Partner tastend gehalten. Aus dieser Stellung wird eine Flexionsspannung der Muskulatur durch Druck der Ellbogen kaudalwärts gegen Widerstand erzeugt. Nach Relaxation wird der Entspannungsgewinn passiv am Segment neu eingestellt. Die Flexionsspannung kann durch Verlängerung der Einatmungsphase, die Entspannungsphase durch Ausatmung unterstützt werden.

Diese Technik kann prinzipiell auch im Sitzen durchgeführt werden.

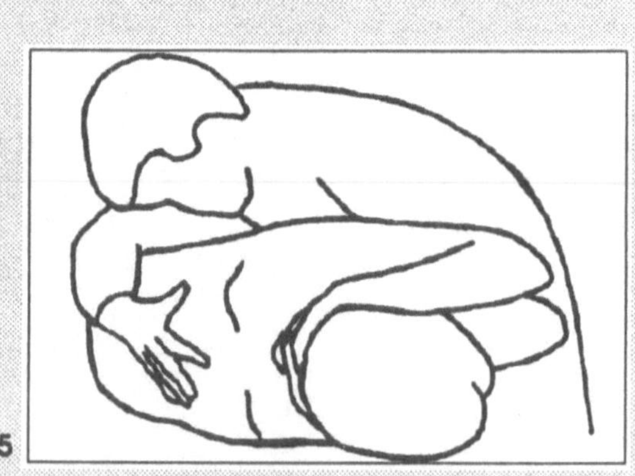

85

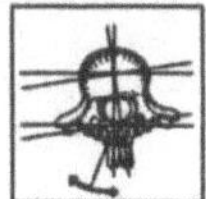

• Rotationsmobilisation Th5 - Th12 durch neuromuskuläre Techniken im Sitzen

Ziel

Behebung hypomobiler Funktionsstörungen im Bereich von Th5 - Th12.

Durchführung

Der Patient sitzt. Der Therapeut steht hinter ihm. Es erfolgt ein tastender Halt am Dornfortsatz des unteren Partnerwirbels von der Rotationsgegenseite her. Daraufhin erfolgt die Einstellung der beginnenden Rotationsspannung über den Schultergürtel. In der Vorbereitungsphase wird durch das Blicken zur Rotationsgegenseite Spannung erzeugt. In der Mobilisationsphase wird während der Ausatmung der Blick in Rotationsrichtung geführt.

86

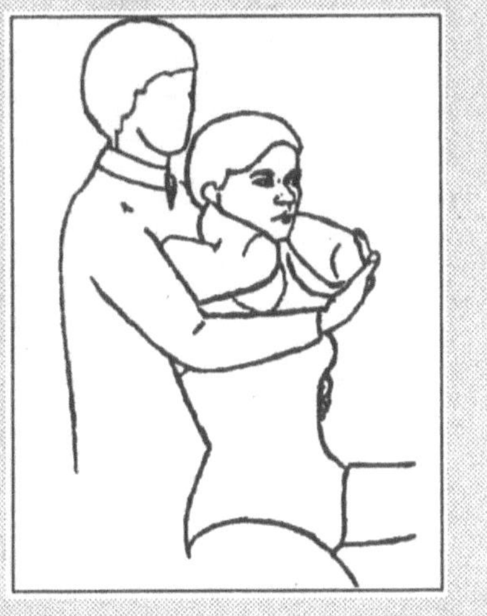

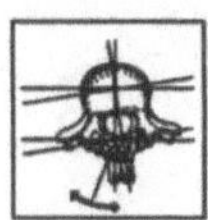

D. RIPPEN

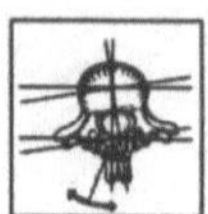

• Manipulation der 1. Rippe (Modifikation der Technik für die Rippen 2 - 5)

Ziel

Behebung einer hypomobilen Funktionsstörung im Bereich der 1. Rippe.

Durchführung

Der Patient liegt auf dem Rücken. Der Daumen des Therapeuten wird breitflächig auf die 1. Rippe aufgelegt. Kopf und Halswirbelsäule werden mit der anderen Hand geschient und geführt. Der Patient wird aufgefordert, nach der Einatmung tief auszuatmen. Dabei wird ein Druck auf die 1. Rippe in Richtung der Exspiration ausgeübt und die HWS in Flexion-Rotation-Seitneigung gleichsinnig nachgeführt. Es erfolg eine 3- bis 4malige Wiederholung. Dann wird unter Halten der 1. Rippe in Exspiration die HWS wieder in Mittelstellung gebracht.

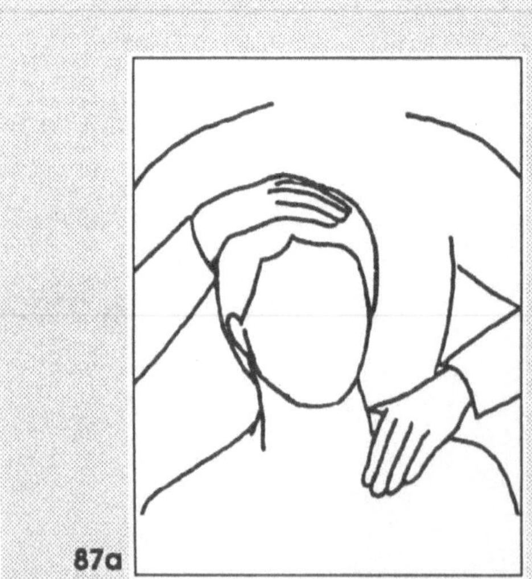

87a

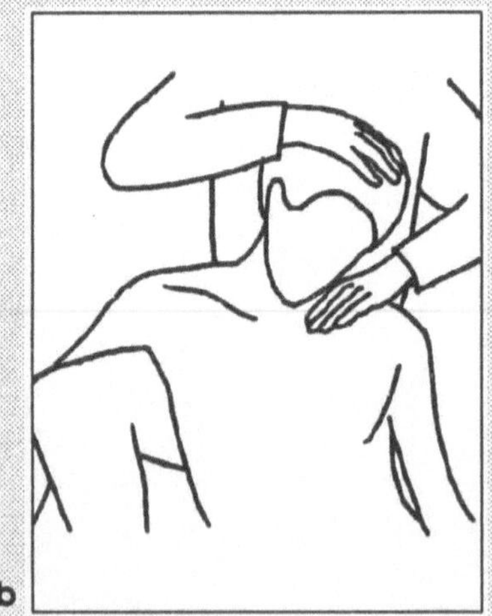

87b

• Manipulation der 1. Rippe im Sitzen

Ziel

Behebung einer hypomobilen Funktionsstörung im Bereich der 1. Rippe.

Durchführung

Die Hand des Therapeuten wird möglichst weit mediodorsal mit dem radialen Handrand auf die 1. Rippe aufgelegt. Hand und Unterarm werden in Richtung auf das kontralaterale Hüftgelenk eingestellt, über die Halswirbelsäule wird eine leichte Rotation von Th1 zur Seite der zu behandelnden Rippe angestrebt. In Vorspannung wird dann ein mobilisierender oder manipulierender Impuls ausgelöst.

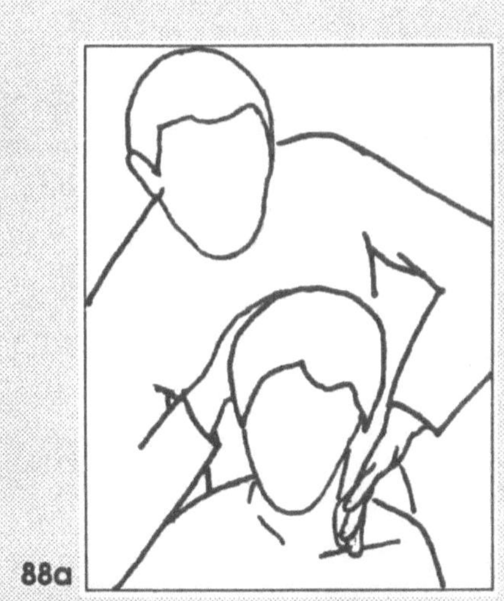
88a

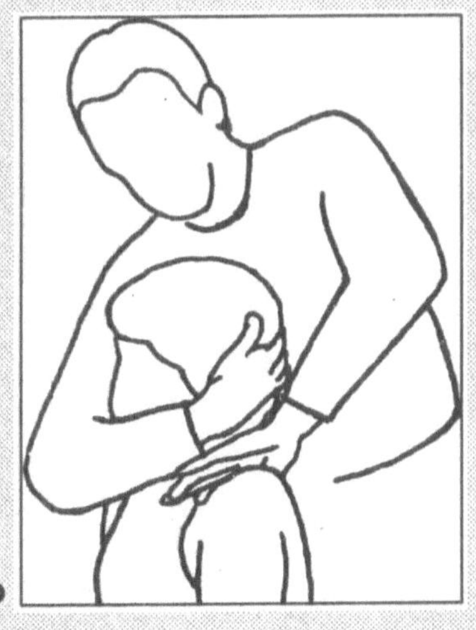
88b

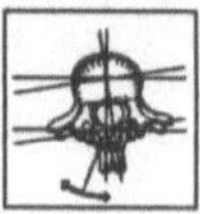

• Manipulation der Rippen 2 - 5

Ziel

Behebung hypomobiler Funktionsstörung im Bereich der oberen Rippengelenke.

Durchführung

Der Patient ist in Rückenlage. Der Therapeut steht auf der Gegenseite der zu behandelnden Rippe. Die Rippe wird am Angulus costae durch untergelegten Daumenballen fixiert. Über den Schultergürtel wird der Patient unter Verstärkung der Schultergürtelspannung der zu behandelnden Seite rotiert. Der Manipulationsschub erfolgt über eine weitere Spannungsverstärkung in Richtung der Öffnung des Kostotransversalgelenks.

89

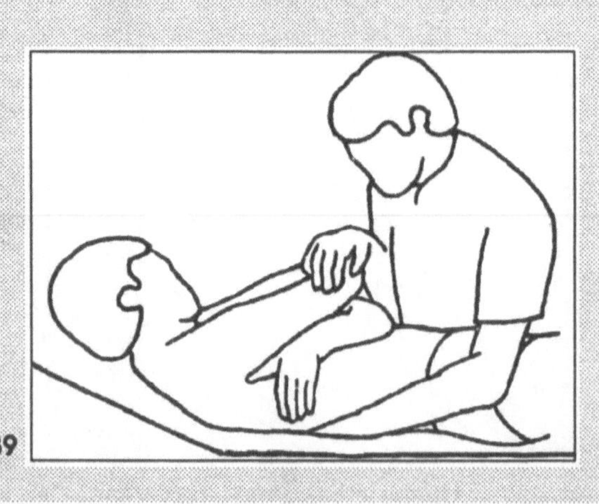

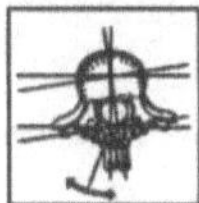

• Mobilisation der 1. Rippe in Richtung der Inspiration

Ziel

Behebung einer hypomobilen Funktionsstörung im Bereich der 1. Rippe.

Durchführung

Der Patient liegt auf dem Rücken. Die Fingerkuppen der Hand des Therapeuten drücken den Angulus costae der 1. Rippe nach ventral vom Querfortsatz weg. Kopf und HWS werden mit der anderen Hand geschient, leicht rekliniert und zur Gegenseite geneigt und zur Behandlungsseite rotiert. Damit wird die Skalenusmuskulatur der Behandlungsseite in Vorspannung gebracht. Der Patient atmet tief ein, die Skalenusmuskulatur wird gegen Widerstand des Therapeuten angespannt. Der Druck auf den Angulus costae der 1. Rippe wird ständig gehalten. Es erfolgt eine 3- bis 4malige Wiederholung.

Schulspezifisch wird eine modifizierte Technik im Sizzen zur Behandlung von Funktionsstörungen der 1. Rippe durch Skalenuszug unter Fixation von Kopf und HWS beschrieben.

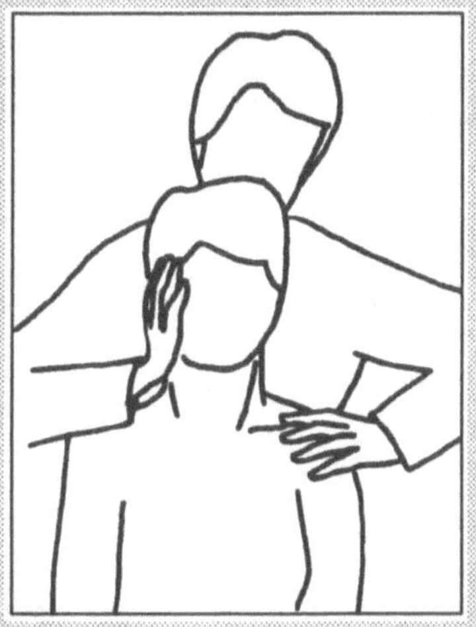

90

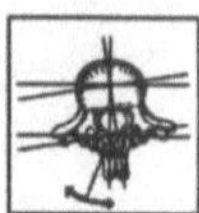

• Mobilisation der 1. Rippe in Richtung der Exspiration

Ziel

Behebung einer hypomobilen Funktionsstörung im Bereich der 1. Rippe.

Durchführung

Der Patient liegt auf dem Rücken. Der Daumen des Therapeuten wird breitflächig auf die 1. Rippe aufgelegt. Kopf und Halswirbelsäule werden mit der anderen Hand geschient und geführt. Der Patient wird aufgefordert, nach der Einatmung tief auszuatmen. Dabei wird ein Druck auf die 1. Rippe in Richtung der Exspiration ausgeübt und die HWS in Flexion-Rotation-Seitneigung gleichsinnig nachgeführt. Es erfolgt eine 3- bis 4malige Wiederholung. Dann wird unter Halten der 1. Rippe in Exspiration die Halswirbelsäule wieder in Mittelstellung gebracht.

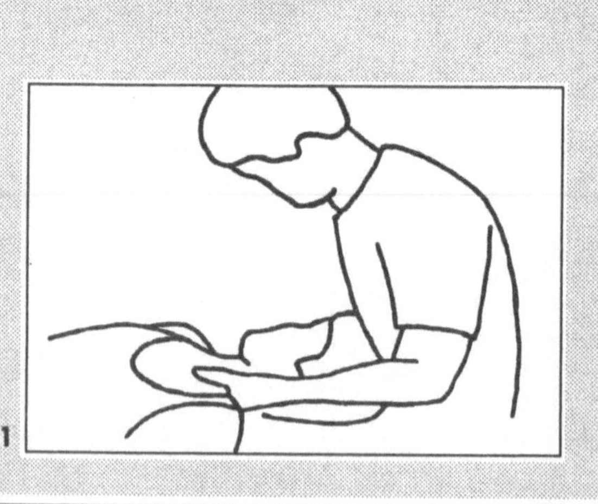

91

• Manipulation der Rippen 5 - 12 in Bauchlage (Technik 1)

Ziel

Behebung einer hypomobilen Funktionsstörung im Bereich der 5. -12. Rippe.

Durchführung

Der Patient liegt in Bauchlage. Die BWS ist kyphosiert Der Hypothenar des Therapeuten wird an die zu mobilisierende Rippe an den Angulus costae gelegt. Mit der anderen Hand erfolgt eine Griffassung an der Spina iliaca anterior superior der gleichen Seite. Durch Anheben der Spina iliaca anterior superior werden die LWS und die BWS verriegelt. Während der Exspiration erfolgt ein Impuls nach ventral und kaudal. Als mögliche Variante kann der Gegenhalt über den Dornfortsatz oder den kontralateralen Querfortsatz des entsprechenden Wirbels vorgenommen werden.

Diese Technik kann auch repetitiv-mobilisierend bzw. unter Anwendung neuromuskulärer Techniken durchgeführt werden.

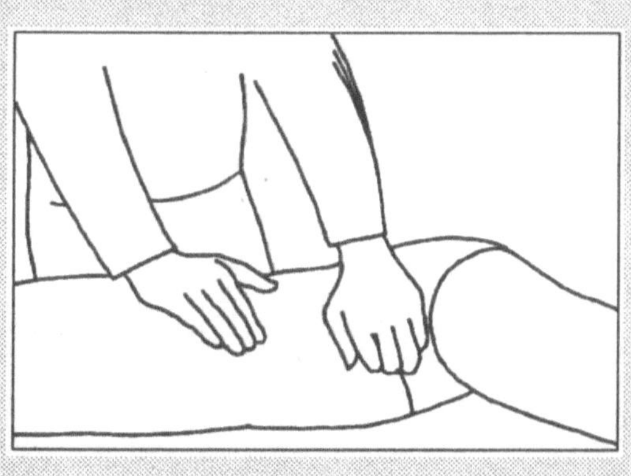

92

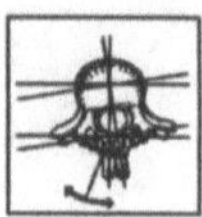

• Manipulation der Rippen 5 - 12 in Bauchlage (Technik 2)

Ziel

Behebung einer hypomobilen Funktionsstörung im Bereich der 5. - 12. Rippe.

Durchführung

Der Patient ist in Bauchlage. Der Therapeut steht auf der Seite der zu behandelnden Rippe. Es erfolgt ein Einmodellieren des Thenars unter dem Angulus costae und ein Schub in inspiratorischer Richtung. Bei gegenläufiger Therapie von kranial nach kaudal erfolgt der Schub senkrecht zum Rippenverlauf. Schulspezifische Technik.

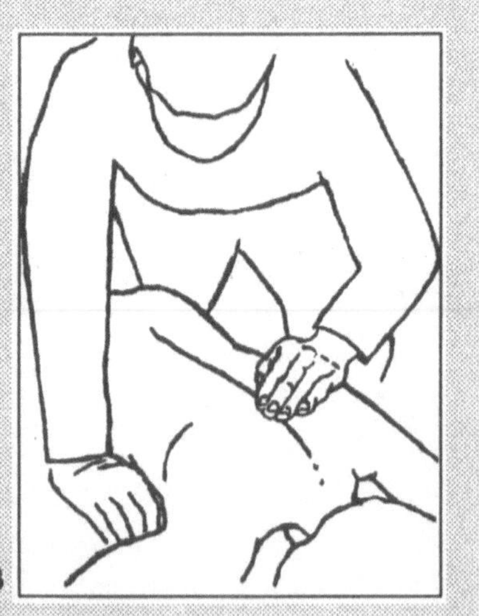

93

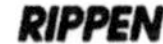

• Manipulation der Rippen 5 - 12 in Seitenlage

Ziel

Behebung einer hypomobilen Funktionsstörung im Bereich der 5. - 12. Rippe.

Durchführung

Der Patient liegt in Seitenlage. Der Mittelfinger des Therapeuten wird an den oberen Rand der Rippe einmodelliert. Die zweite Hand wird mit dem Handballen auf den manipulierenden Mittelfinger gelegt. Es erfolgt darauf ein Impuls bei gleichzeitiger Verstärkung der Traktion. Die Technik ist geeignet für Störungen in Inspirations- bzw. Exspirationsstellung. Schulspezifische Technik.

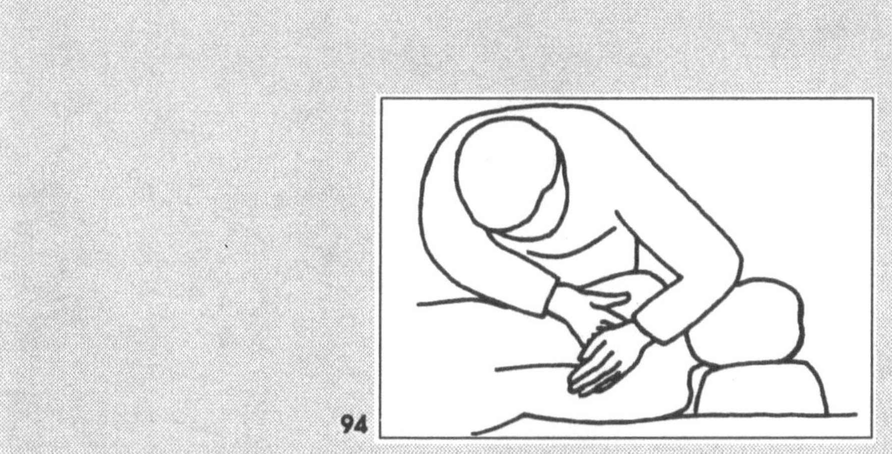

94

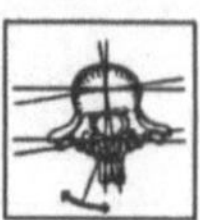

• Manipulation der Rippen 5 - 12 im Sitzen oder Liegen

Ziel

Behebung einer hypomobilen Funktionsstörung im Bereich der 5. - 12. Rippe.

Durchführung

Die zur Manipulation der BWS beschriebenen Techniken im Sitzen oder Liegen lassen sich durch einseitige Anlage des Manipulationspunktes lateral des Angulus costae auch zur Behandlung von Rippenblockierungen verwenden.

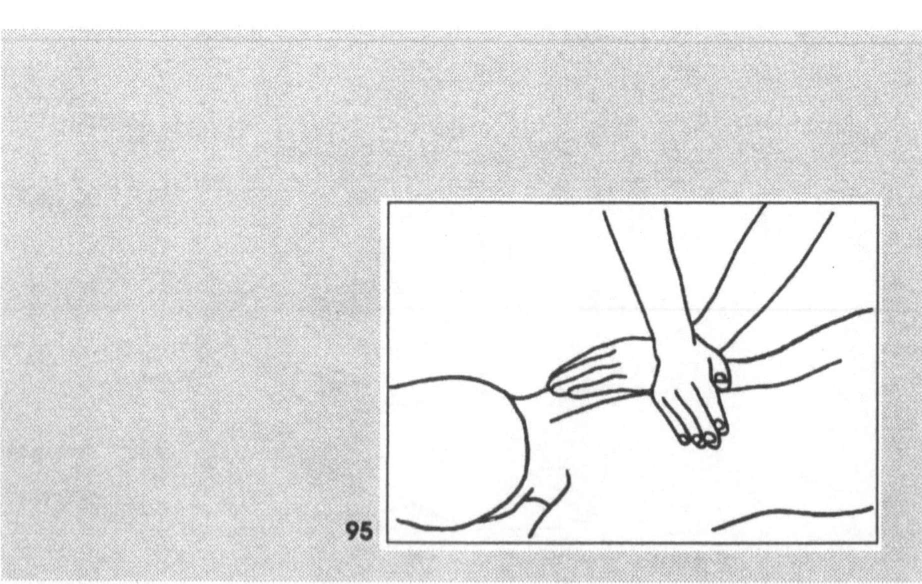

95

• Mobilisation der Rippen 4 - 10 in Seitenlage in Richtung der Exspiration

Ziel

Behebung einer hypomobilen Funktionsstörung im Bereich der 4. - 10. Rippe.

Durchführung

Der Patient liegt auf der Seite. Der obenliegende Arm kann im Schultergelenk eleviert und vom Therapeuten geführt werden. Der radiale Rand der Hand des Therapeuten wird dem Oberrand der zu behandelnden Rippe angelegt. Atemsynchron wird die Rippe in Richtung der Exspiration geschoben.
In vergleichbarer Technik läßt sich die Behandlung in Bauch- oder Rückenlage durchführen. Bei entsprechender Anlegung der behandelnden Hand läßt sich eine Rippe auch im Sinne der Inspiration behandeln.
In Bauchlage kann eine Distraktion im Kostotransversalgelenk durch Schub auf die Rippe in ventraler Richtung erreicht werden.

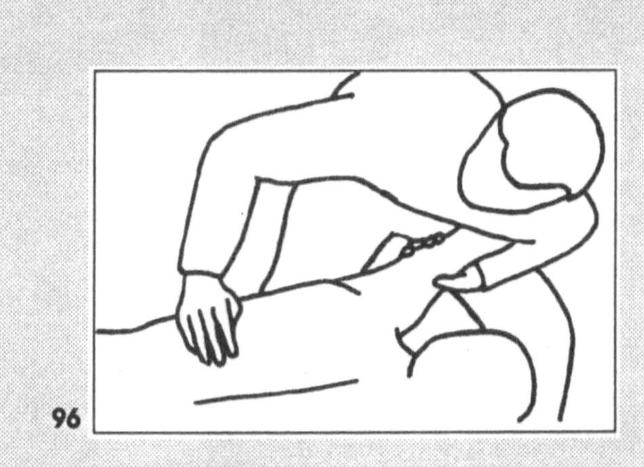
96

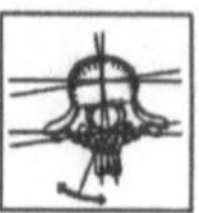

• Mobilisation der Rippen 1 - 6 mit neuromuskulärer Technik in Seitenlage

Ziel

Behebung einer hypomobilen Funktionsstörung im Bereich der 1. - 6. Rippe.

Durchführung

Der Patient ist in Seitenlage am oberen Bankrand. Die Beine sind angezogen. Der obenliegende Arm wird in Elevation geführt. Die gestörte Rippe wird von dorsal mit der anderen Hand tastend gehalten. Nach Einstellung der Spannung an der Rippe über den Arm wird als PIR-Technik der Arm abwärtsgedrückt und nach Relaxation weiter in die Extension bis zur Ausschöpfung des Bewegungsgewinns an der Rippe gehoben.

Eine vergleichbare Technik ist in Rückenlage für die 1. - 10. Rippe durchführbar.

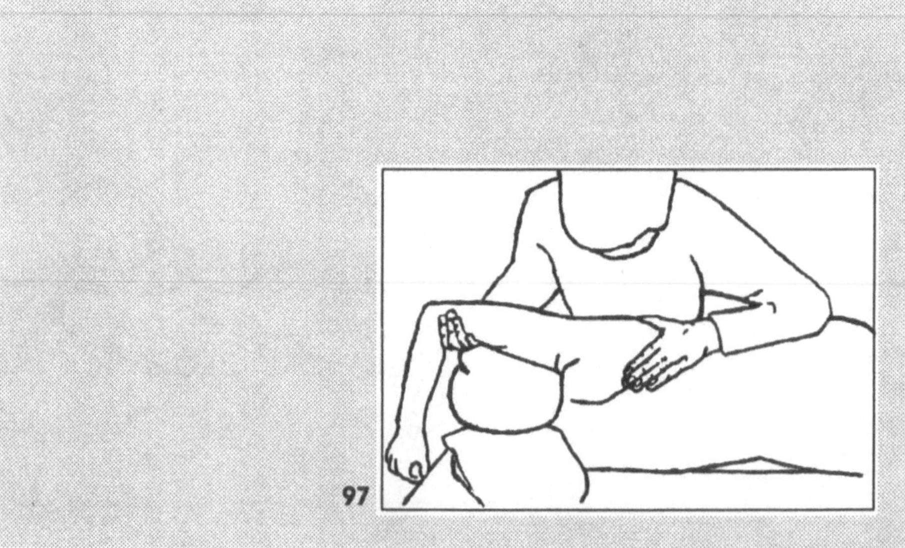

97

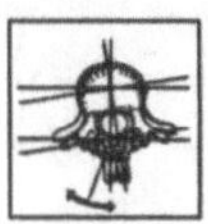

E. LENDENWIRBELSÄULE

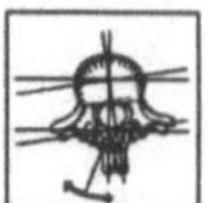

• Rotations-/(Traktions)manipulation und -mobilisation der LWS oder des thorakolumbalen Übergangs

Ziel

Behebung hypomobiler Funktionsstörungen im Bereich der LWS und des thorakolumbalen Übergangs, ggf. bis Th8.

Durchführung

Der Patient ist in Seitenlage. Die Lordose wird ausgeglichen (Neutralhaltung). Von kranial wird über den Schultergürtel eine Rotation bis an das zu behandelnde Segment heran geführt, von kaudal her gegenläufig über das Becken. Der Dornfortsatz des kranialen Partners wird mit dem Daumen fixiert. Der kaudale Wirbel wird mit der Hand mitgeführt. Der Manipulationsimpuls erfolgt über das Becken des Patienten.

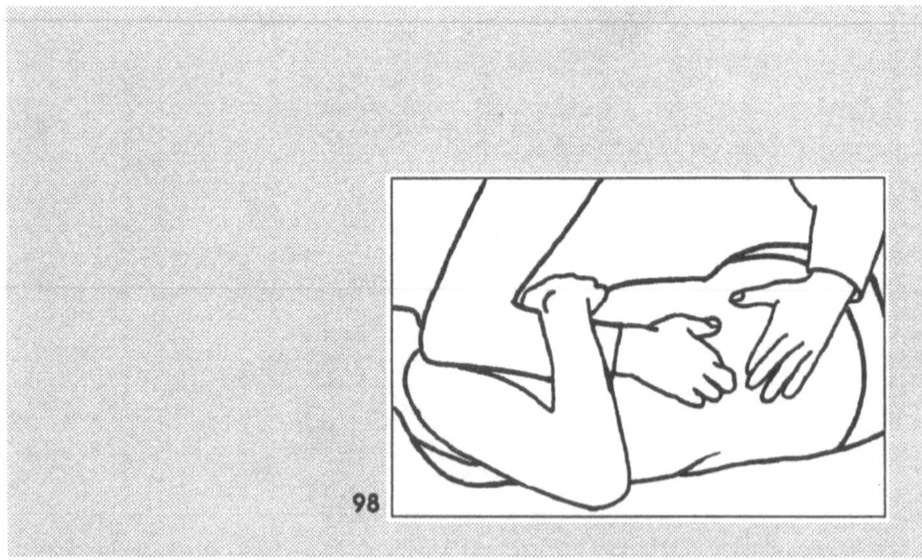

98

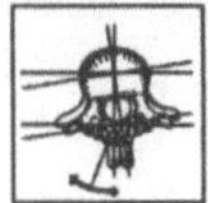

Alternativ kann der Gegenhalt kaudal erfolgen und der Manipulationsimpuls von kranial her durch Verstärkung der Rotation, ggf. mit zusätzlichem Daumenballenschub, ausgelöst werden.

Zusätzlich kann die Verriegelung von kranial und kaudal her durch Flexion verstärkt werden. Auch kann die Führung der Manipulation am Dornfortsatz mit den Fingerkuppen erfolgen.

In bestimmten Fällen ist eine Kombination von lordosierender und rotierender Einwirkung erforderlich. Dabei wird mit dem Os pisiforme über den Querfortsatz der kaudale Wirbel gegenüber dem kranialen bewegt.

Die beschriebenen Einstellungen lassen sich auch zur Mobilisation passiv-repetitiv und zur neuromuskulären Unterstützung nutzen.

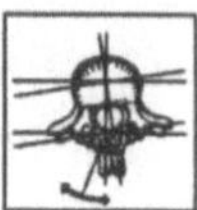

• Traktionsmobilisation der LWS

Ziel

Behebung hypomobiler Funktionsstörungen im Bereich der LWS.

Durchführung

Durch Anwendung eines longitudinalen Zuges auf die LWS, ggf. in schmerzfreier Lagerung des Patienten, kann eine unspezifische Mobilisation und Lockerung der Muskulatur erfolgen. Die Techniken können in Rückenlage, Bauchlage, im Stehen oder Sitzen durchgeführt werden. Der Mobilisationsimpuls kann kurzrepetitiv oder als längerdauernder Zug erfolgen.

Die gleiche Wirkung wird in Bauchlage durch das Ansetzen eines Schubes von kranial nach kaudal am Becken erreicht.

99

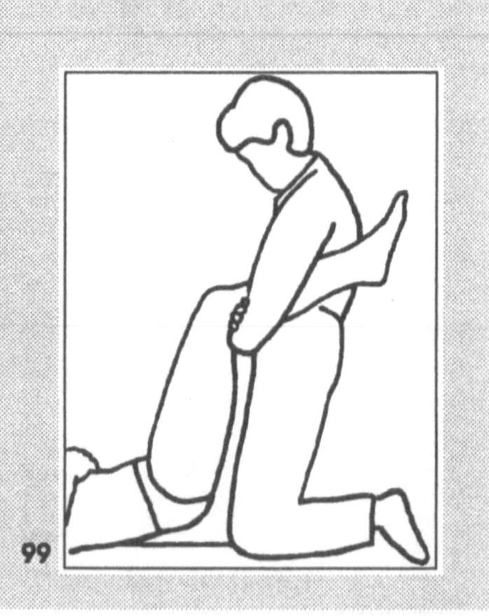

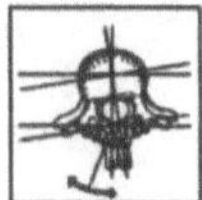

• Seitneigemobilisation der LWS

Ziel

Behebung hypomobiler Funktionsstörungen im Bereich der LWS.

Durchführung

Der Patient ist in Seitenlage, die durch eine Unterlage verstärkt werden kann. Nach Lordoseausgleich erfolgt mit Griffassung am M. erector trunci und mit Verstärkung durch Kontakt am Thorax und am Beckenkamm die unspezifische Mobilisation in Seitneigung mit gleichzeitiger Dehnung der obenliegenden Rückenstrecker.

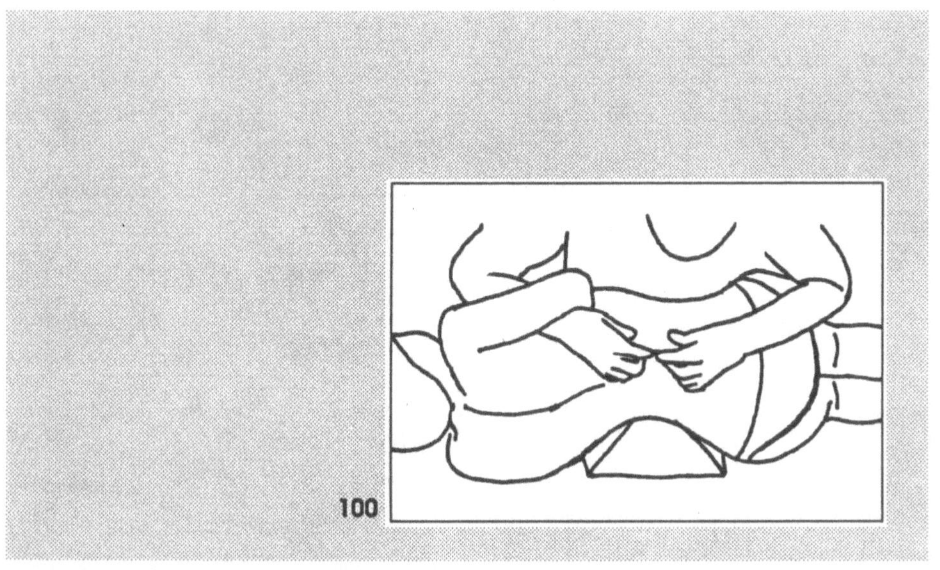

100

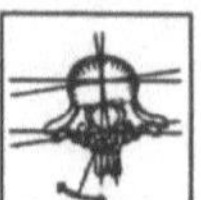

• Mobilisation der unteren LWS mit neuromuskulärer Unterstützung durch einseitigen Dorsalschub

Ziel

Behebung hypomobiler Funktionsstörungen im Bereich der unteren LWS.

Durchführung

Der Patient ist in Seitenlage. Beide Hüftgelenke sind ca. 90° gebeugt, das obenliegende etwas stärker. Es erfolgt ein tastender Gegenhalt am kranialen Partnerwirbel des zu behandelnden Segments. Durch einen Dorsalschub gegen den obenliegenden Oberschenkel wird eine Spannung hergestellt. Nach einer neuromuskulären Vorbereitung erfolgt dann die repetitive Ausschöpfung des Entspannungsgewinns in der Relaxationsphase bis zur Wiederherstellung der Funktion.

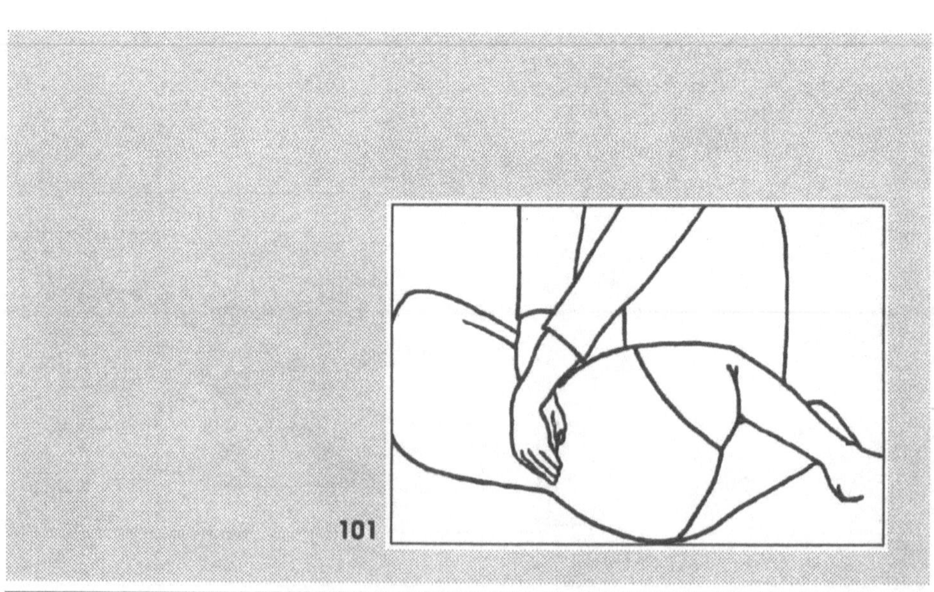

101

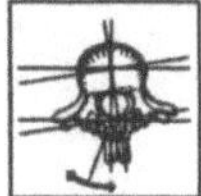

• Segmentspezifische Mobilisation zur Verbesserung der Flexion mit neuromuskulären Techniken

Ziel

Behebung hypomobiler Funktionsstörungen im Bereich der LWS.

Durchführung

Der Patient ist in Seitenlage. Das zu behandelnde Segment wird in Flexion bis zum Spannungsbeginn eingestellt, die zu behandelnden Wirbel an ihren Dornfortsätzen geführt. Durch Anspannung der Extensoren mit nachfolgender postisometrischer Relaxation kann ein Bewegungsgewinn in Flexionsrichtung erzielt werden.

Im Ablauf ähnliche Techniken können mit entsprechender Einstellung zur Verbesserung der Extension, der Rotation und der Seitneigung genutzt werden.

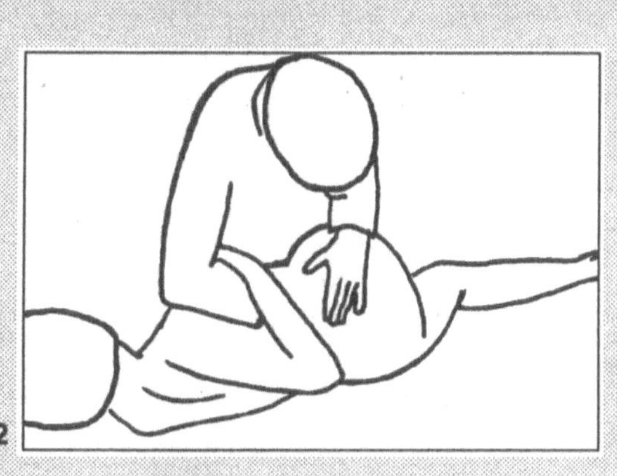

102

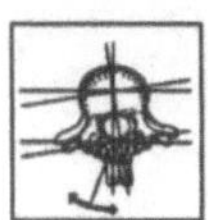

F. ILIOSAKRALGELENK

Gegenstand der manuellen Therapie am Iliosakralgelenk sind die reversiblen Beweglichkeitsstörungen zwischen Sakrum und Ilium. Zu ihrer Behandlung kann entweder das Sakrum gegenüber dem Ilium oder das Ilium gegenüber dem Sakrum bewegt werden. Als Ausgangsstellung sind Bauchlage und Seitenlage möglich.

Gerade am ISG existieren zahlreiche schulspezifische Varianten mobilisierender und manipulierender Techniken. Die nachfolgend beschriebenen Techniken sind deshalb nur als Beispiele zu betrachten.

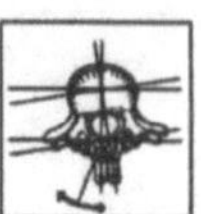

• Manipulation des ISG in Bauchlage mit Kreuzgriff

Ziel

Behebung einer hypomobilen Funktionsstörung im Bereich des ISG.

Durchführung

Der Patient ist in Bauchlage. Das Os pisiforme einer Hand des Therapeuten gibt einen Manipulationsimpuls nach ventral auf den unteren Sakrumpol einer Seite. Das Os ilium der anderen Seite wird mit der anderen Hand fixiert oder gegenbewegt. Dabei wird der obere Sakrumpol auf der Seite des fixierten Iliums nach dorsal bewegt.

Die Ausgangsstellung ist auch zur repetitiven Mobilisation geeignet.

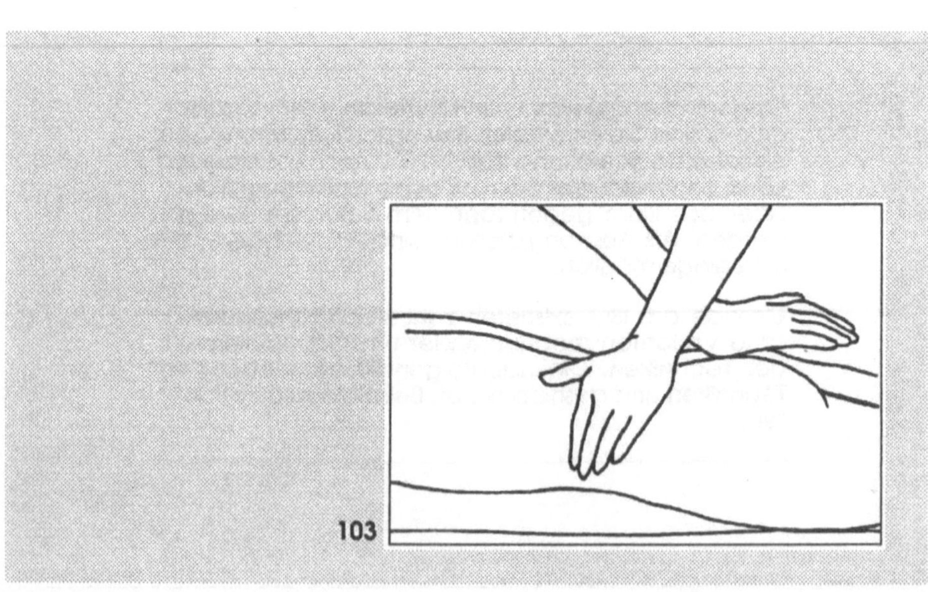

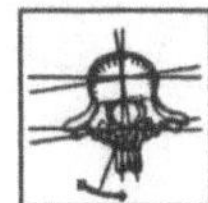

• Manipulation oder Mobilisation des Sakrums nach kranial in Bauchlage

Ziel

Behebung einer hypomobilen Funktionsstörung im Bereich des ISG.

Durchführung

Der Therapeut steht neben dem Fußende des in Bauchlage liegenden Patienten. Die Ulnarkante der tischnahen Therapeutenhand liegt auf dem unteren Sakrumpol. Seine andere Hand fixiert das Handgelenk. Es erfolgt ein Schub auf das Sakrum nach kranial.

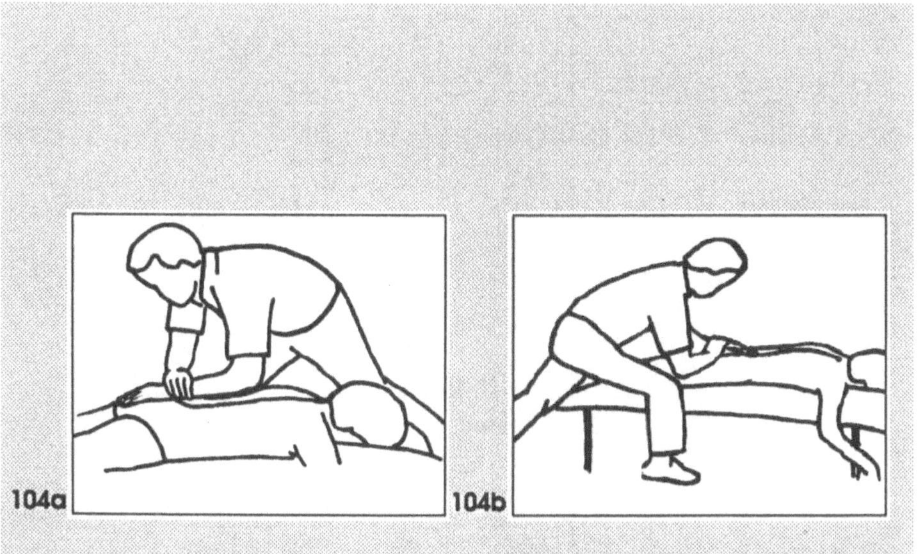

104a 104b

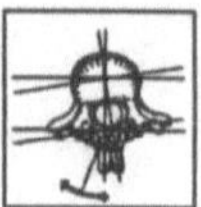

• Manipulation des Sakrum nach kranial in Seitenlage

Ziel

Behebung einer hypomobilen Funktionsstörung im Bereich des ISG.

Durchführung

Der Patient liegt auf der Seite der ISG-Funktionsstörung. Der Therapeut steht vor dem Patienten. Die von kaudal kommende Hand wird auf die tischnahe Seite der Sakrumbasis angelegt. Der Schub erfolgt nach ventrokranial.

105

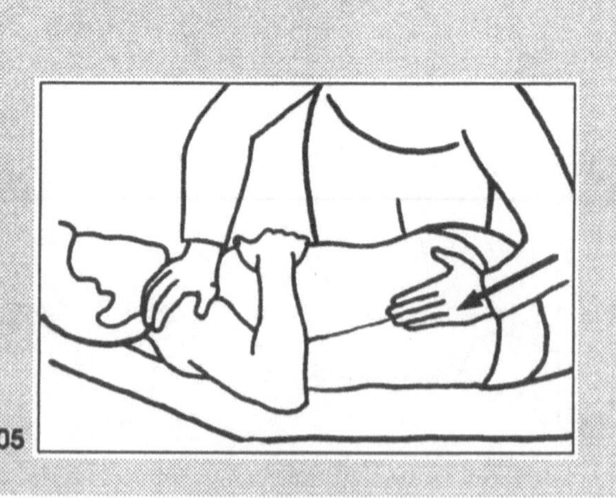

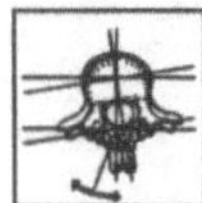

• Manipulation des Iliums nach ventral in Seitenlage

Ziel

Behebung einer hypomobilen Funktionsstörung im Bereich des ISG.

Durchführung

Der Patient liegt auf der Gegenseite der ISG-Funktionsstörung. Der Therapeut steht vor dem Patienten. Die von kaudal kommende Hand wird auf der tischfernen Seite auf das Ilium angelegt. Der Schub erfolgt nach ventrokaudal.

Die Ausgangsstellung ist auch zur repetitiven Mobilisation geeignet.

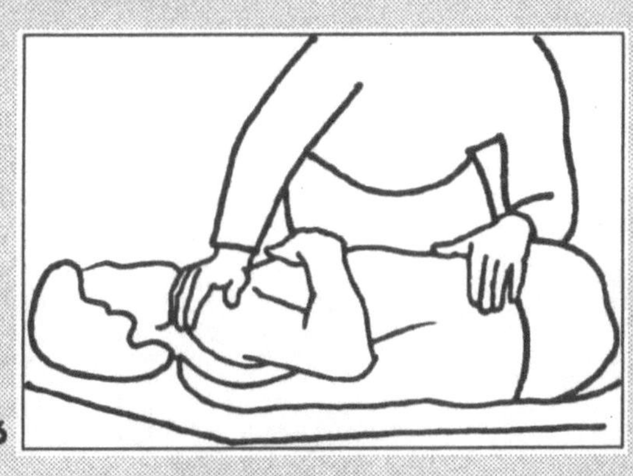

106

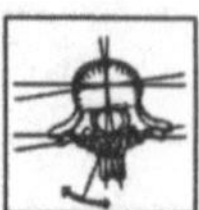

• Mobilisation des ISG durch Traktion

Ziel

Behebung einer hypomobilen Funktionsstörung im Bereich des ISG.

Durchführung

Der Patient ist in Bauchlage. Der Therapeut übt einen Zug in Längsrichtung des Beines auf das Ilium aus. Der Zug erfolgt unter Vibration.

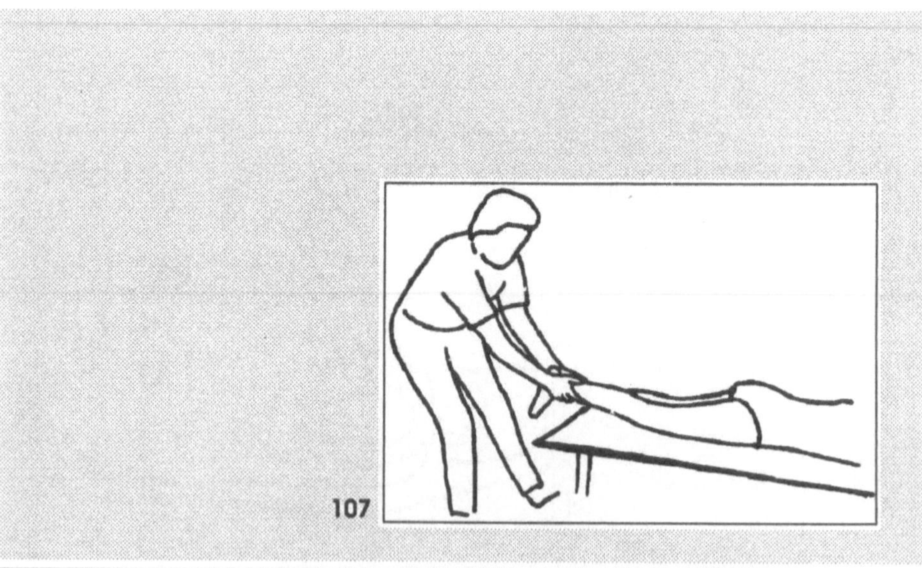

107

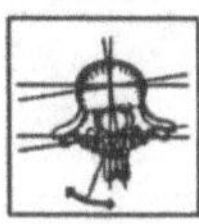

INDEX

A

B

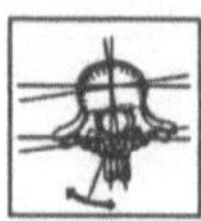

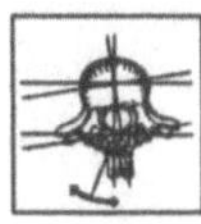

G

H

I, J

K

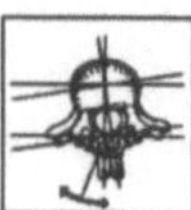

L

M

N

O, P, Q

R